Kohlhammer

Der Autor

Kay Peter Röpke ist Fachkrankenpfleger für Anästhesie und Intensivmedizin, ehemaliger Ausbilder für Pflegehilfe und für Erste Hilfe sowie Dozent für Pflegethemen im Krankenhaus und in der Hauspflege.

Kay Peter Röpke

Pflegehilfe und Pflegeassistenz

Grundlagen und Praxis für Kranken- und Altenpflege

2., erweiterte und aktualisierte Auflage

Verlag W. Kohlhammer

Mein besonderer Dank gilt Frau Claudia Flöer.

2., erweiterte und aktualisierte Auflage 2022

Gesamtherstellung: W. Kohlhammer GmbH, Stuttgart

Print:
ISBN 978-3-17-041548-5

E-Book-Formate:
pdf: ISBN 978-3-17-041549-2
epub: ISBN 978-3-17-041550-8

Vorwort

Hallo liebe Leser,

mehrere Jahre habe ich Krankenpflegehilfe unterrichtet, Prüfungen vorbereitet, abgenommen und Fortbildungen in diesem und berufsverwandten Bereichen gegeben. Nach meiner Zeit als Krankenpflegehilfeausbilder habe ich zwei Jahre lang Erste Hilfe unterrichtet und weiterhin Fortbildungen in der Hauspflege gehalten.

Bei der Krankenpflegehilfeausbildung fiel mir auf, dass es nur wenig Literatur gab, die den Anforderungen dieser Ausbildung entsprach. Ich begann deshalb, den vermittelten Unterrichtsstoff für Pflegehelfer und Pflegeassistenten in der Ausbildung in schriftlicher Form festzuhalten.

Das Buch ist in zwei Teile untergliedert, ein allgemeiner Teil und ein zweiter mit Anatomie, Physiologie, Erkrankungen und Maßnahmen.

Der erste Teil beginnt mit der Patientenaufnahme. Nach der offiziellen Aufnahme ist eine gründliche Krankenbeobachtung wichtig, um Defizite und Ressourcen eines Pflegeempfängers festzustellen. Die dabei entstehende Kommunikation mit Pflegeempfängern, Kollegen und Angehörigen ist von Anfang an ein wichtiger Faktor in unserer Arbeit. Über Gefühle bei der Arbeit (dazu gehört auch das Sterben und der Tod) wird häufig zu wenig geredet, das ist aber doch für uns selbst und die Kollegen so wichtig.

Auch die rechtliche Seite des Berufes bedarf unserer Aufmerksamkeit, um nicht aus Unwissenheit mit dem Gesetz in Konflikt zu geraten.

Beim täglichen Umgang mit Pflegeempfängern spielt die Hygiene eine ganz große Rolle, daher widme ich ihr auch ein eigenes Kapitel.

Im zweiten Teil werden die Anatomie und die Physiologie unseres Körpers, deren mögliche Erkrankungen und entsprechende Maßnahmen zu deren Verbesserung beschrieben.
Dieser Teil ist so geschrieben, dass er auch jederzeit als Nachschlagewerk genutzt werden kann.

Für Anregungen, Verbesserungen oder Ähnliches können Sie mir gerne eine Nachricht senden:
pflegefragen-aktuell@web.de

Aus Gründen der besseren Lesbarkeit habe ich im Text die rein männliche Form benutzt.

Viel Erfolg!

Kay Peter Röpke
Fachkrankenpfleger für Anästhesie und Intensivmedizin

Inhalt

Teil B: Grundlagen der Anatomie, Physiologie des Körpers, Erkrankungen, Maßnahmen

Piktogramme

Definition

Merke

§ Gesetzestext

Achtung

Teil A: Der Pflegeempfänger

1 Patientenaufnahme

1.1 Pflegeanamnese

In der Medizin ist Anamnese das In-Erfahrung-bringen der medizinischen Vorgeschichte und aktuellen Befindlichkeit eines Pflegeempfängers als wichtige Voraussetzung für das Erstellen eines individuellen und situationsgerechten Pflegeplans (s. u.). Hierzu gibt es viele verschiedene Arten von Aufnahmebögen, die laufend verbessert werden.

Mögliche Daten eines Stammblattes:

- Name, Adresse, Aufnahmedatum/-zeit/-grund, einweisender Arzt, Krankenkasse
- Wohnort, Angehörige, Telefonnummer von Angehörigen, Geburtstag, Beruf, Religion
- Vorerkrankungen, Arztbriefe/-Unterlagen, vorherige Krankenhausaufenthalte
- AEDLs (Aktivitäten und existenzielle Erfahrungen des Lebens) frei nach Monika Krohwinkel (vgl. Krohwinkel 2007, ▶ Kap. 10 Pflegebehandlungen zur Förderung des Wohlbefindens)

1.2 Biografiearbeit

Wie wurde der Pflegeempfänger zu demjenigen, der er ist? Um dies herauszufinden, müssen möglichst viele Informationen aus dem bisherigen Leben eines Menschen gesammelt werden. Ereignisse, Erfahrungen, Begegnungen, Erfolge, Misserfolge, Trennungen und Krankheiten des Pflegeempfängers helfen uns, ihn und seine Situation besser zu verstehen und unsere Pflege darauf einzustellen.

1.3 Pflegeprozess

Als Pflegeprozess bezeichnet man eine systematische, an den Bedürfnissen des Pflegeempfängers orientierte und laufend angepasste Pflege. Ziel ist es, die individuelle Situation des Pflegeempfängers mit seinen Problemen und Ressourcen (Möglichkeiten) zu erkennen, Maßnahmen zu ergreifen um eventuelle Probleme zu lösen, Ressourcen zu erhalten bzw. zu fördern und das Ergebnis immer wieder zu überprüfen. Der Pflegeprozess ermöglicht so eine organisierte und ganzheitlich orientierte, individuelle Pflege.

1.4 Pflegeplanung

Unter Pflegeplanung wird die systematische und zielgerichtete Planung, Durchführung und Bewertung von Pflege bezeichnet. Sie dient außerdem der Qualitätssicherung in der Pflege. Ein wesentliches Merkmal der Pflegeplanung ist der Pflegeprozess.

1.5 Pflegedokumentation

- Geplante Pflegemaßnahmen werden vom gesamten Pflegepersonal kontinuierlich durchgeführt und deren Erfolge oder Misserfolge dokumentiert.
- Die Dokumentation sollte möglichst wenig aufwendig und in einer standardisierten Form erfolgen. Je weniger Aufwand nötig ist, desto eher wird sie sorgfältig geführt.
- Anhand solch einer Dokumentation ist es auch für »neues« Pflegepersonal (Urlaub, Krankheit etc.) oder andere Pflegeeinrichtungen sehr schnell möglich, sich einen aktuellen Überblick über die Situation des Pflegeempfängers zu verschaffen.
- Rechtliche Absicherung: Bei eventuellen Klagen wegen unterlassener Pflegemaßnahmen gilt: Nur dokumentierte Pflege gilt als geleistet!

Schlanke Pflegedokumentation

- Keine Dokumentationen der Routine- und Grundpflegetätigkeiten
- Dokumentation in der Grundpflege: Von der Pflegeplanung abweichende Ereignisse und Leistungen

2 Krankenbeobachtung

Einführung

Für eine gute Pflege ist ein genaues Beobachten des Pflegeempfängers sehr wichtig.

Der Pflegeempfänger sollte möglichst offen und vorurteilsfrei gesehen werden.

Interesse, Aufmerksamkeit, Erfahrungen (bereits gemachte und die Bereitschaft neue zu gewinnen), Einfühlungsvermögen, genügend Zeit und Vorwissen erleichtern die Arbeit.

Wichtiges ist von Unwichtigem zu trennen und unsere Beobachtungen sind exakt zu dokumentieren. Für diese Aufgabe stehen uns unsere Augen, unsere Ohren, unsere Nase, unsere Hände und Hilfsmittel wie Waage, Messband, Thermometer und Blutdruckmessgerät etc. zur Verfügung.

Sie alle dienen zur Erfassung von Informationen über den Pflegeempfänger und helfen uns, so gut wie möglich auf dessen Bedürfnisse zu reagieren. Je mehr Informationen wir haben, desto eher ist eine gute Zusammenarbeit zwischen Pflegeempfänger und Pflegenden möglich.

Es kann bei jedem Zusammensein mit dem Pflegeempfänger beobachtet werden. Das Wohlbefinden des Pflegeempfängers, ein frühzeitiges Erkennen von Problemen und Ressourcen und eventuelle Pflegeziele können so viel eher erreicht werden.

Stress, Übermüdung, Ekel oder Antipathie (Widerwillen/Abneigung gegen Menschen oder Dinge) verhindern eine gute Krankenbeobachtung.

2.1 Informationsaufnahme über unsere Sinne

Augen

- Farbveränderungen
- Hautveränderungen
- Formveränderungen

Hände

- Temperatur
- Hautveränderungen
- Puls

Ohren

- Atemgeräusche
- Schmerzäußerungen
- Stimmveränderungen
- Darmgeräusche
- Geräusche von Maschinen

Nase

- Gerüche von Ausscheidungen
- Atemgerüche
- Gerüche von Ausdünstungen

Viele Ursachen, z. B. Angst oder Schmerz, haben oft Auswirkungen auf die Veränderung von mehreren Merkmalen.

2.2 Informationsaufnahme über Hilfsmittel

Hierzu dienen u. a. Thermometer, Waage, Messband, Blutdruckmessgerät/Stethoskop und Blutzuckermessgerät.

2.3 Grundsätze der Krankenbeobachtung

Alle wichtigen Beobachtungen müssen für Nachfragen mit dem Namen der Pflegekraft dokumentiert werden, um sie auch anderen Pflegekräften oder Ärzten zugänglich zu machen, Veränderungen zu erkennen und eventuell Maßnahmen ergreifen zu können.

2.3.1 Beobachtung der Vitalfunktionen

- Temperatur
- Bewusstsein (▶ Kap. 2.3.6 Bewusstseinslage)
- Atmung (▶ Kap. 2 Die Atmungsorgane)
- Puls/Blutdruck (▶ Kap. 4 Das Herz-Kreislauf-System)

2.3.2 Allgemeinzustand

Konstitution

- Normal
- Muskulös
- Kachektisch (krankhaft stark abgemagert)
- Adipös (fettleibig)

Körpergröße

Pflegeempfänger werden immer barfuß, in aufrechter Position und etwa zur gleichen Tageszeit an einer Wand oder einer Schiene gemessen.

Körperhygiene

- Gerüche:
  - Die Wahrnehmung von Gerüchen ist sehr unterschiedlich. Körpergeruch entsteht nicht durch frischen Schweiß, sondern erst durch dessen Zersetzung.
- Haare
- Fingernägel
- Zähne
- Haut

Mobilität

Die Körperhaltung und die Muskelspannung sind bei gesunden Menschen willentlich beeinflussbar bzw. der Situation angepasst.

- Passive Lage im Bett: Erschöpfung, schlechter Allgemeinzustand (AZ), Schlaganfall, Schock, Ohnmacht
- Seitliche Lage oder Rückenlage mit hoch angezogenen Beinen: Magen- und Darmschmerzen, Entzündung des Bauchfells, Angst
- Rechte Seitenlage mit angezogenem rechten Oberschenkel: Eventuell Blinddarmentzündung
- Aufrechtes Sitzen mit nach vorn abgestützten Armen: Atemnot, Asthma
- Gebeugtes Sitzen: Depressive Verstimmung, Müdigkeit/Erschöpfung, eine Muskelerkrankung, Schmerzen u. a.
- Schonhaltung zur Vermeidung bestimmter Bewegungen: Schmerzen führen zu einer Einschränkung der Beweglichkeit des betroffenen Körperteils.

Beweglichkeit

Die Bewegungen eines gesunden Menschen sind nicht eingeschränkt und nicht unwillkürlich (außer Reflexe).

- Tremor (rasch aufeinanderfolgende rhythmische Zuckungen): u. a. bei Morbus Parkinson
- Zittern: z. B. bei Alkoholikern, Ermüdung, Angst, Kältegefühl, Morbus Parkinson
- Kurz andauernde Muskelkrämpfe oder Schüttelbewegungen: Hirnerkrankungen, Parkinson, Verletzungen, Epilepsie, Vergiftungen
- Gezielte Bewegungen sind nicht oder nur schlecht möglich: Schlaganfall, Morbus Parkinson, Drogen, Medikamente
- Bewegungen werden über längere Zeit pausenlos wiederholt: Erkrankungen des Nervensystems, Demenz
- Plötzliche unkontrollierte Bewegungen: Entstehung eines Krampfes, Schlaganfall
- Eingeschränkte oder nicht mögliche Bewegungen (Lähmungen): Verschleiß, verschiedene Erkrankungen von Gelenken und Wirbelsäule, eingeschränkte Beweglichkeit durch eine unnormale Gelenkstellung aufgrund einer längeren Ruhigstellung des Gelenkes

Aktivität

Gestik: Bewegung von Armen und Händen.

Sie erfolgt oft unwillkürlich, manchmal als unbewusste Abwehrreaktion, die nicht persönlich gemeint sein muss. Bei einer Einschränkung des Hörvermögens oder Gehörlosigkeit ist Gestik eine wichtige Möglichkeit der Kommunikation.

Steife, ungelenke Gestik: Folge von Schmerzen bei Bewegungen, Morbus Parkinson und ängstlicher Zurückhaltung.

Fähigkeit zur Selbstversorgung

- Alleinversorger
- Teilweise fremdversorgt
- Komplett fremdversorgt

Stimme und Sprache

Oft gibt uns die Stimme schon viele Informationen über den Zustand des Pflegeempfängers.

- Schwache und flüsternde Stimme: mögliches Anzeichen für Angst, Schmerzen, Müdigkeit/Erschöpfung, Unsicherheit oder eine Erkrankung im Rachenbereich
- Heisere, belegte Stimme: Entzündung oder Reizung (z. B. durch Qualm)
- Undeutliche Sprache: Zahn- oder Kieferveränderungen, Lähmungen im Gesichtsbereich, eine schlecht sitzende Zahnprothese
- Lallt der Pflegeempfänger, ist oft Alkohol, eine Erkrankung (z. B. Schlaganfall) oder ein Medikament die Ursache.

2.3.3 Ernährungszustand

- Gewicht
- Normaler Ernährungszustand
- Kachexie: Fehlen der normalen Fettpolster, stark reduzierte Hautspannung, Auszehrung und Kräfteverfall
- Adipositas: Übergewicht
- Appetit: Wird alles gegessen, kleine oder große Portionen, oft oder selten, Vorlieben oder Abneigungen
- Nur geeichte Waagen verwenden, die waagerecht an immer der gleichen Stelle stehen
- Der Pflegeempfänger ist immer zur gleichen Tageszeit, am besten morgens und in ungefähr der gleichen Bekleidung zu wiegen.

- Gewogen wird bei der Aufnahme, bei Essstörungen oder starken Ödemen (Wassereinlagerungen) und nach der hausüblichen Routine.
- Veränderungen an Haut und Schleimhaut

2.3.4 Veränderungen im Gesicht

Alter, Krankheiten und die Erfahrungen, die jemand gemacht hat, prägen auch dessen Gesicht.

- Gerötet: Scham, Fieber, Anstrengung, hoher Blutdruck
- Blass: Schock, Unterkühlung, Blutarmut
- Gelb: Lebererkrankung
- Spitze Nase, tief liegende Augen mit dunklen Rändern und eingefallene, blasse Wangen: Schwere Erkrankung mit Fieber, Schock, naher Tod
- Schlaffe Gesichtshälfte und/oder eine hängende Lippe auf einer Gesichtshälfte: Schlaganfall mit einer Halbseitenlähmung
- Starrer Gesichtsausdruck mit fehlender oder stark eingeschränkter Mimik: evtl. Morbus Parkinson, »In-sich-Zurückgezogensein«

Augen

Beim gesunden, wachen Menschen sind beide Augen gleich weit geöffnet, der Augapfel ist prall gefüllt und glänzt feucht. Die Pupillen bewegen sich gleichzeitig, sind gleich groß und reagieren auf Licht.

- Gerötet: Weinen, Entzündung
- Gelb: Lebererkrankung
- Auge tritt zum Teil aus der Augenhöhle: Entzündungen, Morbus Basedow

Mimik/Bewegung der Gesichtsmuskulatur

Normalerweise passt der Mensch seine Mimik (s. u.) der jeweiligen Situation an.

Schmerzen, Unruhe, Trauer, Ängste, Teilnahmslosigkeit, aber auch Freude oder rege Teilnahme zeigen sich oft im Gesicht.

Krankheiten, die eine komplette oder teilweise Lähmung der Gesichtsmuskulatur hervorrufen, verhindern ein solches Mimikspiel. Das Gesicht des Pflegeempfängers wirkt dann oft fälschlicherweise hart oder unbewegt. Hier ist besonders große Aufmerksamkeit gefordert, da der Gesichtsausdruck oft das Erste ist, was wir von einem Menschen wahrnehmen und das uns einen ersten Eindruck vermittelt.

2.3.5 Psychische Verfassung

- Verhalten
  - Gefühle wie Ängste, Gelassenheit, Kooperation, Ruhe/Unruhe
  - Das Verhalten eines Pflegeempfängers hängt von seinen Stimmungen, seiner Vergangenheit, äußeren Faktoren wie der direkten Umgebung, der Stimmung der Pflegekraft, der sozialen Situation und vielem mehr ab.
- Bewusstseinslage
- Mimik (sichtbare Bewegungen der Gesichtsoberfläche)
- Gestik (Bewegungen insbesondere der Arme und Hände)
- Gang und Haltung
- Beweglichkeit
- Stimme, Sprache

2.3.6 Bewusstseinslage

Benommenheit:: Zeitweilige geistige Abwesenheit.

Ursachen: Übermüdung, Stress, Schwäche, Medikamente, Alkohol/Drogen.

Somnolenz: Schläfrige Teilnahmslosigkeit, die durch Reize nur kurz unterbrochen werden kann, geringe Merkfähigkeit, verlangsamtes Reaktions- und Erinnerungsvermögen.

Ursachen: starkes Schlafdefizit, Medikamente, Tumore, Unterkühlung, Drogen.

Sopor: Nur mit starken Reizen erweckbar; Öffnen der Augen, keine Antwort auf Fragen. Reflexe sind noch vorhanden.

Ursachen: Vergiftungen, Medikamente, Tumore, Drogen.

Koma: Bewusstlosigkeit, keinerlei Reflexe oder Schmerzreaktionen, unwillkürlicher Stuhl- und Wasserabgang.

Ursachen: mangelnde Hirndurchblutung, Erkrankungen des Herz-Kreislauf-Systems, Erkrankungen der Atmungsorgane (eventuell Aspiration: Verlegung der Luftwege durch einen Fremdkörper), Stoffwechselstörungen, Tumore, Drogen.

2.3.7 Schlaf

Rund ein Drittel unseres Daseins verbringen wir im Schlaf. Das Schlafbedürfnis eines Erwachsenen liegt etwa zwischen sechs und zehn Stunden. Die »optimale« tägliche Schlafdauer für den erwachsenen Menschen sowie deren Verteilung über den Tag ist wissenschaftlich umstritten.

Es gibt grundsätzlich zwei Schlaftypen:

- Den Früh-ins-Bett-Geher-und-Früh-Aufsteher
- Den Spät-ins-Bett-Geher-und-Spät-Aufsteher

Im Schlaf wechseln sich REM- und NREM-Phasen ab.

- NREM-Schlaf: Puls, Atemfrequenz, Blutdruck und Gehirnaktivität sinken ab
- REM-Schlaf: erhöhte Gehirnaktivität (an Träume aus dieser Phase erinnert man sich am häufigsten), Anstieg der Herz- und Atemfrequenz und des Blutdrucks. Die Muskulatur ist im REM-Schlaf blockiert.

Schlaf-wach-Rhythmus:

- Jeder Mensch hat eine »Innere Uhr«, nach der er wach ist und schläft.

Schlafmangel:

- Verlangsamt die Wundheilung
- Schädigt das Immunsystem
- Erhöht das Risiko von Herz-Kreislauf-Erkrankungen, Übergewicht und Diabetes

Einschlafstörungen

Symptome

Längere Phasen der ungewollten Wachheit in der Einschlafphase.

Ursachen

- Koffein später als am Nachmittag
- Sport oder Arbeit am späteren Abend
- Melatoninmangel

Maßnahmen

- Die beste Einschlaf-Zeit: bei beginnender Müdigkeit
- Die beste Schlafzimmertemperatur: zwischen 16 und 19 °C
- Dunkelheit erleichtert häufig das Einschlafen.
- Einschlafrituale können das Einschlafen fördern.
- Positive Gedanken erleichtern das Einschlafen.
- Kein Mittagsschlaf

Durchschlafstörungen

Symptome

- Frühzeitiges erstmaliges Erwachen
- Häufiges Kurzerwachen
- Längeres Wachliegen
- Unruhiger und oberflächlicher Schlaf
- U. U. vermehrtes Schwitzen, beschleunigter Puls

Ursachen

- Herzinsuffizienz mit Ödembildung: Die nächtliche flache Lage erleichtert den Rückstrom der Ödeme und die Ausscheidung über die Niere (wiederholter Toilettengang).
- Alkohol vor dem Schlafengehen führt zum Aufwachen in der Nacht und erschwertem Wiedereinschlafen.
- Einnahme schwerer Mahlzeiten am Abend
- Depressive Erkrankungen
- Medikamente
- Problemgrübeln
- Bewegungsunruhe, meist im Bereich der Beine (Restless-leg-Syndrom)

Maßnahmen

- Kein Alkohol vor dem Schlafengehen
- Keine schweren Mahlzeiten vor dem Schlafengehen
- Medikamentöse Behandlung der Herzinsuffizienz
- Vermeidung der längerfristigen Einnahme von Schlaftabletten

2.3.8 Körpertemperatur

Beim gesunden Menschen liegt die normale Körperkerntemperatur (Temperatur der lebenswichtigen inneren Organe) zwischen 36°C und 37°C. Dieser Temperaturbereich ermöglicht einen geregelten Stoffwechsel. Die Körpertemperatur des Menschen schwankt tageszeitabhängig; morgens um 6.00 Uhr ist sie am tiefsten, abends um 18.00 Uhr am höchsten.

- Ältere Menschen haben oft einen eingeschränkten Stoffwechsel, sie frieren deshalb schon früher als jüngere Menschen.
- Bei Hitze gilt es, ältere Pflegeempfänger vor Überhitzung zu schützen, da bei ihnen oft das Durstgefühl eingeschränkt ist (kein Schwitzen als Temperaturausgleich möglich).

Kerntemperatur

Die Kerntemperatur sollte möglichst immer gleich bleiben, ein zu hoher Anstieg (> 42°C) oder ein zu starker Abfall (< 27°C) kann zu bleibenden Schäden am Gewebe bis zum Tod führen.

Körperschalentemperatur

Mit der Körperschalentemperatur bezeichnet man die Temperatur an Haut und Gliedmaßen; sie passt sich den äußeren Bedingungen an.
Bezeichnung der einzelnen Temperaturbereiche:

- ab 33°C Unterkühlung
- 35°C Untertemperatur
- 36–37°C Normaltemperatur
- 37–38°C erhöhte Temperatur
- 38–39°C leichtes Fieber
- 39–40,5°C hohes Fieber
- 41°C sehr hohes Fieber
- 42°C Kreislaufversagen

Temperaturmessung

Messpunkte

- Achselhöhle (axillar)
- Mundhöhle (sub-lingual)
- Enddarm (rektal)
- Ohr (tympanal)

Achselhöhle (axillar)

- Die Achseln müssen bei der Messung trocken sein.
- Das Thermometer sollte mit dem Arm in der Achsel festgeklemmt werden.

Zeit: etwa 8–10 min, mit einem Digitalthermometer nur 1 min.

Mundhöhle (sub-lingual: sub = unter, lingual = Zunge)

- Bei unruhigen Pflegeempfängern nicht geeignet
- Der Pflegeempfänger sollte 10 min vor der Messung nichts Kaltes oder Heißes gegessen oder getrunken haben.
- Die Spitze des Thermometers ist unter die Zunge neben das Zungenbändchen zu legen.

Zeit: etwa 5 min, das Ergebnis ist etwa 0,3°C höher als bei der Messung unter der Achselhöhle.

Enddarm (rektal: Rektum = Enddarm)

- Eine der genauesten Messmethoden
- Bei unruhigen Pflegeempfängern nicht anzuwenden
- Eine Hülle als Schutz verwenden und mit warmem Wasser anfeuchten, um eine bessere Gleitfähigkeit zu ermöglichen. Vaseline oder andere Cremes können das Messergebnis verfälschen.

- Der Pflegeempfänger sollte auf dem Bauch oder mit angezogenen Beinen auf der Seite liegen.
- Bei Hämorrhoiden oder nach Darmoperationen sollte diese Methode nicht angewendet werden.
- Unbedingt auf das Schamgefühl des Pflegeempfängers achten: Er sollte allein oder zumindest sichtgeschützt im Bett liegen und nur soweit wie nötig abgedeckt sein.

Zeit: etwa 2–3 min, das Ergebnis ist ca. 0,5°C höher als bei der axillaren Messung.

Ohr (Tympanal Trommelfell (Membrana tympani))

- Ebenso genau wie die rektale Messung
- Schutzhülle für das Thermometer verwenden

Zeit: nur 3 sec.

Alle Temperaturen sind zu notieren, zu hohe oder zu tiefe Temperaturen sind der Leitung zu melden.

- Thermometer sind nach dem Gebrauch zu desinfizieren bzw. der Schutz ist zu entfernen.
- Für digitale Thermometer muss eine Bedienungsanleitung auf der Station vorhanden sein, in welcher der Gebrauch des jeweiligen Gerätes beschrieben wird.
- Quecksilber von zerbrochenen Thermometern muss sofort aufgefegt und in einem luftdichten Behälter der Apotheke übergeben werden. Quecksilber ist hochgiftig.
- Der Inhalt von Glasthermometern muss nach der Messung wieder heruntergeschlagen werden. Sie sind sehr bruchempfindlich.

Fieber

Bei einer Körpertemperatur von über 38°C (in der Achsel) sprechen wir von Fieber. Fieber ist eine natürliche Abwehrreaktion des Körpers und muss nicht in jedem Fall bekämpft werden.

Symptome

- Kopf- und Muskelschmerzen
- Müdigkeit
- Frösteln bis zum Schüttelfrost
- Schweißausbrüche
- Rotes Gesicht mit glänzenden Augen
- Erhöhter Puls
- Beschleunigte Atmung
- Durst und eine belegte Zunge

Es müssen nicht alle Symptome zur gleichen Zeit auftreten und sie können auch verschieden stark ausgeprägt sein.

Ursachen

- Starke Infektion durch Bakterien
- Starke Infektion durch Viren
- Vergiftungen (z. B. durch Pilze)
- Zentrales Fieber (durch das Gehirn ausgelöst)

Physiologie

Bestimmte Hirnareale lösen den Befehl aus, die Körpertemperatur zu steigern.

- Die Skelettmuskulatur beginnt zu zittern; dieses Zittern kann nicht willentlich beeinflusst werden und dient der Temperaturerhöhung, da bei Betätigung der Muskeln Wärme erzeugt wird (Schüttelfrost s. u.).

- Die Blutgefäße verengen sich (geringere Wärmeabgabe).
- Der Körper wird so lange aufgeheizt, bis die geforderte Temperatur erreicht ist.

Fieberverlauf

Temperaturanstieg

Ein *langsamer* Temperaturanstieg wird oft zunächst gar nicht als solcher bemerkt und ist für den Körper besser verträglich als ein plötzlicher Schüttelfrost (s. u.). Ist die vorgegebene Temperatur erreicht, die sogenannte *Fieberspitze*, kommt es zu einem *Temperaturabfall.* Hier fällt das Fieber in der Regel langsam wieder auf die normale Körpertemperatur.

Temperaturabfall

Ein plötzlicher Temperaturabfall innerhalb von 24 Stunden kann den Körper stark belasten und lebensgefährdend sein. Durch die plötzliche Weitstellung der Blutgefäße kann es zu Zeichen eines Kreislaufversagens kommen:

- Blutdruckabfall
- Schneller Puls
- Blässe bzw. Blaufärbung

Es ist sofort ein Arzt oder eine verantwortliche Kraft zu informieren.

In der Zeit des Temperaturabfalls ist der Pflegeempfänger deshalb besonders engmaschig zu überwachen (Puls, Blutdruck, Atmung).

Maßnahmen

Eine Fiebersenkung ist nötig, wenn

- Ein Fieber länger als 1–2 Tage anhält.
- Die Temperatur über 39°C steigt.
- Der Kreislauf zu sehr belastet wird.

In diesen Fällen kann versucht werden, die Temperatur mit fiebersenkenden Tees (Lindenblüte, Stechpalme), kühlen Waschungen oder lauwarmen Wadenwickeln zu senken.
Im Zweifelsfall immer einen Arzt informieren!

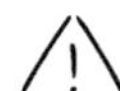

Da durch das Schwitzen viel Flüssigkeit verloren geht, sollte pro Tag für jedes Grad Celsius über 37°C zusätzlich 0,5–1 l Flüssigkeit getrunken werden. Eine Brühe oder isotonische Getränke liefern dem Körper zusätzliche Mineralstoffe (Natrium, Magnesium), die er jetzt dringend benötigt.

Zusätzliche Pflegemaßnahmen

Pflegeempfänger mit Fieber fühlen sich sehr krank und bedürfen einer erhöhten Zuwendung, Pflege und Überwachung.

- Zimmer immer gut lüften
- Raumtemperatur nach Wunsch des Pflegeempfängers einstellen
- Auf Wunsch das Zimmer oder Bett abdunkeln/abschirmen
- Durch die Immobilität und das starke Schwitzen ist auf eine gute Grundpflege und die Einhaltung der Prophylaxen zu achten.
- Wäschewechsel bei Bedarf
- Vorsichtige Mobilisation erst nach einer abgesunkenen Temperatur; der Kreislauf ist stark geschwächt
- Kostaufbau mit leichter Kost und kleinen Portionen beginnen
- Überwachung der Trinkmenge und der Ausscheidungen
- Überwachung von Puls und Blutdruck
- Überwachung der Temperatur

Durch den hohen Flüssigkeitsverlust und die Bettlägerigkeit kann es auch leicht zu einer Verstopfung kommen, hausinterne Maßnahmen sind gegebenenfalls zu ergreifen.

Schüttelfrost

Ein sehr schnelles Muskelzittern wird als Schüttelfrost bezeichnet. Es dient der schnelleren Erwärmung des Körpers, normales Muskelzittern und eine Engstellung der Blutgefäße reichen dann nicht mehr aus. Schüttelfrost tritt in der Regel in Schüben von einigen Minuten Dauer auf und geht schließlich in einen Zustand entspannter Wärme, häufig direkt in den Schlaf über. Beim Schüttelfrost muss immer eine vorgesetzte Pflegekraft informiert werden.

Tab. A.2.1: Schüttelfrost wird in vier Phasen unterteilt.

	Physiologie	Maßnahmen
Erste Phase	Temperaturanstieg	Bettruhe, Wärme von außen (Bettdecke) und wenn möglich von innen (Tee)
Zweite Phase	Temperaturhöhepunkt, das Schütteln hat aufgehört	Die Decken können entfernt werden, der Pflegeempfänger kann kühl abgewaschen werden und es können ihm kühle Getränke gegeben werden.
Dritte Phase	Starkes Schwitzen, die Temperatur sinkt	Der Pflegeempfänger kann abgewaschen werden und es können ihm kühle Getränke gegeben werden.
Vierte Phase	Erschöpfung	Für Ruhe sorgen

Hitzschlag

Ursache

Der Körper ist über einen zu langen Zeitraum hohen Temperaturen ausgesetzt gewesen. In seltenen Fällen kann ein Hitzschlag auch zum Tod führen.

Symptome

- Die Körpertemperatur steigt an
- Schwindel
- Übelkeit
- Bewusstlosigkeit

Maßnahmen

- Betroffene Personen ins Kühle oder in den Schatten bringen
- Feuchte, mit Wasser getränkte Umschläge

- Bei Bewusstlosigkeit Schocklage durchführen (Oberkörper flach auf den Boden legen, Beine auf einen Stuhl oder ähnliches legen, aber niemals höher) und den Notarzt rufen
- Nicht Bewusstlosen lauwarme Getränke reichen

Sonnenstich

Ursache

Durch Sonneneinstrahlung kommt es zu einer Irritation des Gehirns und der Hirnhaut.

Symptome

- Roter Kopf
- Unruhe
- Kopfschmerzen
- Übelkeit
- Bewusstseinsstörungen
- Nackenschmerzen bis hin zu einer Nackensteifigkeit
- Die Körpertemperatur ist nicht erhöht

Maßnahmen

- Betroffene Personen ins Kühle oder in den Schatten bringen
- Notarzt rufen
- Oberkörper hoch lagern
- Kopf, Hals und Nacken kühlen

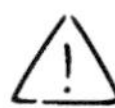

Hypothermie

Als Hypothermie bezeichnet man den Zustand der Unterkühlung des Körpers bzw. eines Gewebes.

Erfrierung: Örtlich begrenzte Hypothermie (z. B. Hände, Füße, Ohren, Nase).

Einteilung

1. Grad: milde Hypothermie, 35–32°C Körperkerntemperatur

- Unruhe
- Muskelzittern, nur der Körperkern wird durchblutet
- Hyperventilation (übermäßige Atmung bei Angst, Panik oder in Stresssituationen)
- Hypertonie (Bluthochdruck)
- Tachykardie (schneller Puls)

2. Grad: mittelgradige Hypothermie, 32–30°C Körperkerntemperatur

- Teilnahmslosigkeit
- Verwirrtheit (Kälteidiotie: Kurz vor dem Tod weiten sich die peripheren Gefäße wieder, das warme Blut schießt zurück in die unterkühlten Extremitäten. Der betroffenen Person wird warm, sie beginnt zu schwitzen. Die Person beginnt sich auszuziehen.)
- Flache, unregelmäßige Atmung
- Hypotonie
- Bradykardie (langsamer Puls)
- Muskeln und Gelenke erstarren zunehmend.

3. Grad: schwere Hypothermie, 30–27°C Körperkerntemperatur

- Bewusstlosigkeit
- Weite Pupillen
- Atemstillstand
- Kammerflimmern

2.3.9 Schmerz

Ursachen

Krankheit, Verletzungen (körperlich und seelisch).

Schmerz wird von verschiedenen Menschen und in verschiedenen Situationen ganz unterschiedlich wahrgenommen (Kinder beim Spielen oder Menschen unter Schock verspüren oft zunächst keinen Schmerz).

Symptome

Schreien/Stöhnen/Weinen, Unruhe, Gereiztheit, Verkrampfungen im Gesicht, Tränen, zusammengebissene Zähne, Zwangs-/Schonhaltung

Akuter Schmerz

- Wichtiges Warnsignal des Körpers

Chronischer Schmerz

- Schmerzen, die länger als sechs Monate anhalten
- Immer wiederkehrende Schmerzen (z. B. Migräne), wenn sie an mehr als 15 Tagen im Monat auftreten

Schmerzgedächtnis

- Durch eine andauernde Reizung kann es zu ständigen Schmerzsignalen an das Rückenmark kommen.

- Die Schmerzsignale werden nicht mehr »gebremst« und ungedämpft an das Gehirn weitergeleitet.
- Bestimmte Nervenzellen im Rückenmark werden überempfindlich: Selbst schwächste Reize werden als Schmerzsignale weitergeleitet.

Wo, wann und wie tritt der Schmerz auf? Wie wird er empfunden?

- **Plötzlich auftretender Schmerz in der Brust mit Luftnot:** Verdacht auf Lungenembolie, sofort einen Arzt verständigen 
- Vernichtungsschmerz (plötzlich auftretender, stärkster **Schmerz, der ein Gefühl der Hilflosigkeit auslöst und zu massiver Todesangst führen kann**)**:** Verdacht auf Herzinfarkt oder Lungenembolie, sofort einen Arzt benachrichtigen
- **Schmerzen hinter dem Brustbein, z. B in Arm ausstrahlend:** Verdacht auf Herzinfarkt, sofort einen Arzt benachrichtigen 
- Anhaltender Schmerz (seit mindestens drei bis sechs Monaten fast immer vorhanden oder häufig wiederkehrend)
- Pochender Schmerz (erhöhter/veränderter Blutfluss in der betroffenen Region)
- Wiederkehrender Schmerz (Migräneanfälle, Spannungskopfschmerzen, Rückenschmerzen)
- Schmerz in den Fußsohlen oder in der Wade: Verdacht auf Thrombose, einen Arzt benachrichtigen
- Chronischer Schmerz (s. anhaltender Schmerz)

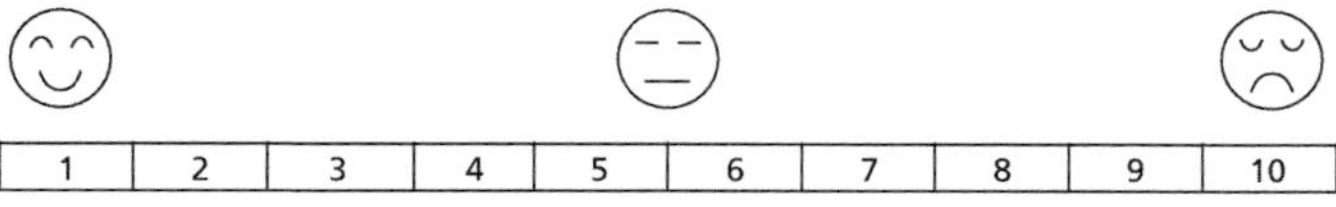

1 = kein Schmerz

10 = stärkster vorstellbarer Schmerz

Abb. 2.1: Schmerzskala

Maßnahmen

- Schmerzlindernde Lagerungen
- Medikamentengabe
- Wärme (Muskelverspannungen, Bauch-/Unterleibsschmerzen)
- Kälte (akute Verletzungen, Blutergüsse, Operationswunden, Muskelverletzungen, Brustentzündungen)

2.3.10 Gerüche und ihre mögliche Bedeutung

Sauer

- Erbrochenes (Magensäure)

Nagellackentferner (Aceton)

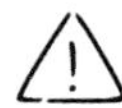

- Diabetisches Koma, sofort Arzt benachrichtigen

Saure Äpfel

- Eventuell eine Unterzuckerung, auch hier ist *immer* ein Blutzuckertest[1] zu machen.

Harngeruch

- Hinweis auf konzentrierten Urin oder auch Inkontinenz. Normaler Urin riecht erst nach dem Zerfall einiger Eiweiße.

Rohe Leber, frische Erde

- Lebererkrankung oder Zerfall der Leber stehen bevor.

---

1 Bei stark abweichenden Werten eine verantwortliche Kraft informieren.

Fäulnis

- Absterbendes, sich zersetzendes Gewebe (Eiter, Abszess)

Mandelgeruch

- Blausäurevergiftung

Gerüche können auch durch Nahrung oder Gifte entstehen.

Der Geruch von Stuhl oder Blähungen wird in der Regel nur von anderen Menschen als unangenehm empfunden.

3 Kommunikation

Definition

Wechselseitiger Austausch von Gedanken und Gefühlen mithilfe von Sprache, nonverbalen Zeichen (Gestik, Mimik), Bildern oder Schrift. Kommunikation ist die Voraussetzung für unser Zusammenleben, sie ermöglicht es, einander zu verstehen und sich mitzuteilen.

3.1 Erster Eindruck

Unser erster Eindruck eines Menschen setzt sich zusammen aus

- dem Aussehen,
- seiner Art zu reden,
- seiner Art sich zu bewegen,
- seinem Geruch,
- seinem Umfeld und
- unserer Verfassung.

Der erste Eindruck ist oft die Grundlage für die Art der folgenden Kommunikation. Ob uns jemand sympathisch ist oder nicht, hängt von vielen Faktoren ab. Nicht alle sind uns immer bewusst.

Personen, die sich selbst vertrauen, strahlen Selbstsicherheit aus. Daran möchten andere Menschen gerne teilhaben und suchen deshalb die Nähe solcher Menschen.

In der Regel bauen wir nur zu jenen Menschen Vertrauen auf, von denen wir glauben, dass sie uns mögen!

3.2 Vorurteile

Wie wir andere Menschen wahrnehmen und beurteilen, hängt davon ab, was wir bereits wissen und was wir über diese Menschen zu wissen glauben.

Menschen *konstruieren* sich *ihre Wirklichkeit* ständig selbst! Um die eigenen Ansichten und Meinungen zu stützen, suchen sie gleichgesinnte Menschen, die ihre Ansichten bestätigen.

Menschen haben vorgefertigte Urteile, also Vor-Urteile! Vorurteile begründen sich auf Verallgemeinerungen in der Wahrnehmung. Diese Verallgemeinerungen begegnen uns ständig und werden nur selten überdacht: »Blonde sind dumm, Arbeitslose faul, Dicke essen zu viel.« Beobachten Sie sich einmal selbst, wie schnell Sie über einen anderen Menschen urteilen, noch ehe Sie ihn richtig kennengelernt haben!

Oftmals müssen wir mit Personen, die wir nicht mögen, viel Zeit verbringen, Räumlichkeiten und gemeinsame Interessen teilen. Im Kindergarten und in der Schule erleben viele zum ersten Mal, dass sie gezwungen werden, sich in eine Gruppe einzuordnen. Hier haben Vorurteile einen riesigen Nachteil, weil sie das Zusammenarbeiten oder Zusammenleben mit Menschen, die anders sind, oft erschweren.

Andererseits bieten Vorurteile Gruppen die Möglichkeit, sich von anderen abzugrenzen sowie eine Gemeinsamkeit und ein Zusammengehörigkeitsgefühl zu finden, deshalb werden wir immer wieder Vorurteilen begegnen.

Das Nicht-Sehen einer individuellen Persönlichkeit, sondern nur deren jeweilige vermeintliche Gruppenzugehörigkeit, nimmt nicht nur die Individualität eines jeden, sondern erschwert die Zusammenarbeit verschiedener Gruppen.

3.3 Rituale

Feste, strukturierte, sich wiederholende Tätigkeiten verschaffen einem Pflegeempfänger Sicherheit. Oft sind Rituale auch so gestaltet, dass ein möglichst geringer Energieaufwand benötigt wird. Sie sollten wenn möglich ausgelebt werden können.

3.4 Nonverbale Kommunikation

Nonverbale Kommunikation benutzt nicht-sprachliche Zeichen, die zur Kommunikation beitragen.

Nach Meinung des Wissenschaftlers Paul Watzlawick kann man nicht *nicht* kommunizieren, das heißt, wir senden auch ungewollt immer Informationen aus, neben der Mimik und der Gestik auch über die Körperhaltung.

Deshalb ist es auch viel einfacher, am Telefon zu lügen, als dem Gesprächspartner dabei in die Augen sehen zu müssen.

Das Wichtigste ist jedoch die innere Haltung (Einstellung) zum Gegenüber, die Art, wie wir dem Anderen zuhören und dabei möglichst dessen persönliche Gefühlssituation mit einbeziehen.

Bei einem Gespräch sollten wir uns dem Gesprächspartner zuwenden, ihn ansehen und keine Abwehrhaltung einnehmen.

Man braucht 17 Muskeln, um zu lächeln, und 43, um finster zu blicken.

3.5 Verbale Kommunikation

Verbale Kommunikation findet immer zwischen zwei Personen oder Personengruppen statt. Eine Modellvorstellung von dieser Interaktion ist das Nachrichtenquadrat oder Vier-Ohrenmodell von Friedemann Schultz von Thun.

Nachrichtenquadrat und Vier-Ohrenmodell von Friedemann Schultz von Thun in Anlehnung an Watzlawick (Oelke 2011, S. 325).

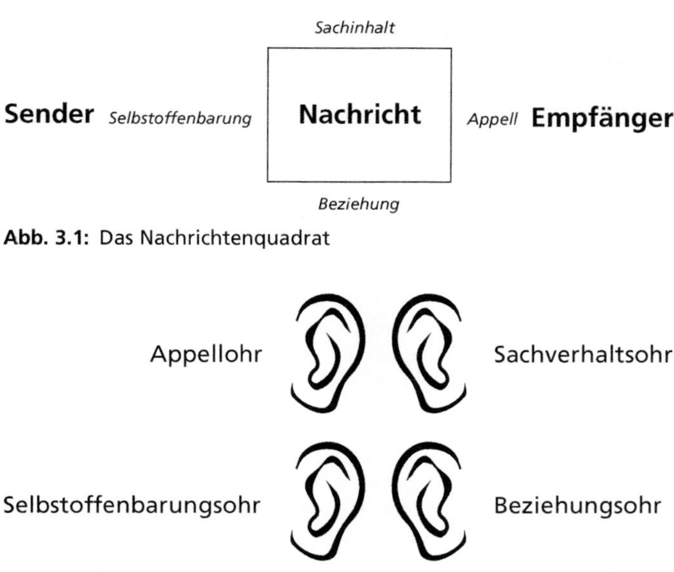

Abb. 3.1: Das Nachrichtenquadrat

Abb. 3.2: Das Vier-Ohrenmodell

Der Sachinhalt, über den ich informiere

Es geht um die Sache an sich, eine Sachinformation wird ausgetauscht.

Die Selbstoffenbarung oder was ich von mir selbst kundgebe

Die Selbstoffenbarung in der Nachricht ist vielen Menschen gar nicht bewusst oder geläufig.

Der Appellaspekt oder wozu ich dich veranlassen möchte

Wir wollen etwas mit unserer Kommunikation erreichen, in der Regel soll jemand etwas tun. Der Appellaspekt ist uns meist bewusst.

Der Beziehungsaspekt oder was ich von dir halte und wie wir zueinander stehen

Vieles sagen wir, weil uns etwas an dem anderen Menschen liegt und nicht, weil es vernünftig wäre.

Vieles sagen wir nicht, weil uns an dem Gegenüber so gar nichts liegt oder wir diesen Menschen gar nicht (mehr) mögen; auch wenn es vernünftiger wäre, es zu sagen.

Gespräche laufen auf verschiedenen Ebenen (Wellenlängen) ab.

Beispiel

Ein Mann kommt am Abend nach Hause und seine Frau begrüßt ihn: »Hallo Schatz! Ich war heute beim Frisör, aber der hat mich total verschnitten!« Der Mann antwortet scheinbar verständnisvoll:

»Dann gehst du halt morgen einfach zu einem anderen.« Das ist jedoch nicht das, was die Frau hören wollte – sie wird sauer.

Der Mann als Empfänger hat die rein **sachliche Ebene** wahrgenommen, eben nur das Problem der verschnittenen Haare gesehen und auch dementsprechend geantwortet.

Die Frau als Sender sprach jedoch auf einer **Beziehungsebene** (mit der Erwartung, dass ihr Ehemann etwas Aufbauendes antworten würde wie: »Ich liebe dich doch auch mit einer verschnittenen Frisur«).

Es gibt auch die Ebene der **Selbstoffenbarung**, die Frau hat etwas von sich preisgeben: »Ich bin unglücklich über meine neue Frisur.« Der Ehemann hätte ihre Aussage auch so »empfangen« können.

Ihre Aussage beinhaltete auch einen **Appell** (Aufruf, Bitte):
»Tröste mich.«
Die beiden letzten Möglichkeiten führen am wenigsten zu Missverständnissen, der Empfänger der Nachricht kann am ehesten auf den Wunsch des Senders eingehen.

Kleine Hilfen bei Störungen der verbalen Kommunikation:

- Wiederholen des Gesagten mit eigenen Worten bei Unklarheiten oder um das Gegenüber zu unterstützen (nicht übertreiben!).
- Gesprächspausen, von Minuten bis zum Überschlafen
- Vertagung des Themas auf einen klar vereinbarten Zeitpunkt
- Nach den Emotionen fragen
- Gespräche mit Dritten – die aber nicht »Schiedsrichter« spielen sollten

3.6 Allgemeine Verhaltensweisen

Jeder Pflegeempfänger möchte mit dem, was er erzählt, ernst genommen werden.

Erfahrungen, von denen berichtet wird, werden schnell mit den eigenen Erfahrungen verglichen. Erfahrungen sind aber etwas ganz Persönliches und werden nie auf die gleiche Weise gemacht. Ein Vergleich kann dazu führen, dass man dem Pflegeempfänger nicht mehr so genau zuhört, weil man das Gesagte ja bereits zu kennen glaubt.

Sätze wie »Das wird schon wieder«, »Alles wird gut«, »Alles ist in Ordnung« sollten wir vermeiden.

- Aktives und aufmerksames Zuhören ist oft wichtiger als das eigene Reden. Kurze Antworten wie: »Ja, verstehe ich«, »Kann ich nachvollziehen«, »Sprich weiter« oder zustimmendes Nicken vermitteln dabei Verständnis und Interesse.
- Sich in die Situation des Pflegeempfängers hineinzuversetzen ist ebenso wichtig wie die nötige Distanz, um nicht in Mitleid zu zerfließen. Hier das Mittelmaß zu finden ist sicher nicht immer einfach und wird auch nicht jedem immer gelingen.
- Achtung! Beim Ansprechen von eigenen wunden Punkten gilt: Vorsicht! Bei solchen Gesprächen kann es schnell zu unkontrollierten Gefühlsausbrüchen kommen. In solchen Gesprächen sollten wir frühzeitig das Thema wechseln oder das Gespräch abbrechen.
- Zuweisung von **Schuld** (»Nie bist du für mich da!«): Distanzieren und das Problem nicht als persönlichen Angriff, sondern als ein zu lösendes Problem ansehen. Bei Gesprächen, bei denen unsere Fähigkeit, Hilfe und Unterstützung zu geben, nicht ausreicht, sollte man dies dem Pflegeempfänger mitteilen und auf geschulte Personen (Pastor, Psychologe) verweisen.
- Mimik, Gestik und Körperhaltung sagen oft mehr als Worte.

3.7 Validation/Demenz

Der Begriff Validation bedeutet übersetzt »Wertschätzung«. Validation ist eine Methode, um mit dementen Menschen zu kommunizieren.

Der Umgang mit geistig verwirrten oder dementen Menschen gehört sicherlich zu den schwierigsten Arbeiten in der Kranken- und Altenpflege. Geistig verwirrte Menschen leben in ihrer eigenen, von der tatsächlichen Umgebung unabhängigen Welt, mit ihren ganz eigenen Vorstellungen und Wünschen.

Demente Pflegeempfänger haben ebenso wie andere das Bedürfnis nach Nähe und Intimität und möchten wie andere Menschen auch so akzeptiert werden, wie sie sind. Begegnen wir ihnen unter diesen Voraussetzungen, können wir ihnen sehr nahekommen. Durch den Wunsch, sie zu verändern, sie ihrer Umgebung anzupassen oder sie in die (unsere) Wirklichkeit zurückzuholen, verliert man schnell den Kontakt. Sie werden ärgerlich, fühlen sich unverstanden und entwürdigt.

Validation basiert auf einem empathischen Ansatz (Fähigkeit eines Menschen, einen anderen Menschen von außen und ohne persönliche Grenzen zu überschreiten möglichst ganzheitlich zu erfassen, dessen Gefühle zu verstehen, sie nicht jedoch auch notwendigerweise zu teilen, und sich damit über dessen Verstehen und Handeln klar zu werden). Sie hilft dabei, Stress abzubauen und ermöglicht es, dementen Menschen ihre Würde und Anerkennung wiederzugeben.

Anstatt den verwirrten Menschen immer zu korrigieren, wenn er Personen verwechselt oder Gegenstände »falsch« benennt, respektiert man seine aktuelle Gefühlslage mit Ärger, Zorn, Ängsten oder Trauer, auch wenn sie für den Außenstehenden nicht nachvollziehbar ist. »Ich will nach Hause zu meiner Mutter«, kann z. B. eine Aussage eines Pflegeempfängers sein, wobei die Mutter schon lange verstorben ist. Das Gefühl der damaligen Geborgenheit ist aber immer noch da; die wirkliche Realität wird ausgeblendet.

Indem man »in die Schuhe« eines anderen Menschen schlüpft und »mit seinen Augen sieht«, kann man in die Welt der dementen Menschen vordringen und ihnen so das Gefühl von Verständnis und Angenommensein vermitteln. Im Zentrum dieser Methode steht das Bemühen, den Kranken in seinen Äußerungen, Gefühlen und Handlungen ernst zu nehmen. Im obigen Fall bedeutet dies, in der Aussage den Wunsch nach Geborgenheit zu erkennen.

Voraussetzungen für eine gute Validation

- Gute Kenntnis der Biografie des Pflegeempfängers
- Empathie
- Möglichst frei von Vorurteilen sein
- Mit eigenen Gefühlen sowie mit denen anderer Menschen umgehen können
- Mit Worten, Gesten, Blickkontakt und Berührungen kommunizieren können
- Sich ganz auf die andere Welt des Demenz-Kranken einlassen
- Fragen an den Pflegeempfänger einfach formulieren, Gesagtes u. U. wiederholen

Wenn die Krankheit weiter fortgeschritten ist, stehen dem Dementen keine Worte mehr zur Verfügung. Er braucht andere Menschen, die seine Worte für ihn aussprechen. Aber nicht nur durch Worte können wir unsere Wertschätzung äußern, sondern auch durch Berührungen, Streicheln oder ein Mitgehen in den Bewegungen des Kranken. Es ist also die Aufgabe von Familienangehörigen, Versorgenden und Betreuern, den Dementen zu verstehen und zu respektieren.

Auf Flohmärkten haben die Mitarbeiter des Altenheims der Arbeiterwohlfahrt in Trier Utensilien aus der Wirtschaftswunderzeit gesammelt – aus der Zeit also, an die sich die Demenzkranken heute gut und gern erinnern. Und das macht sie glücklich.

3.8 Mitteilen von schlechten Nachrichten

Die Wahrheit zu verschweigen bedeutet nicht, dem Pflegeempfänger etwas Gutes zu tun: Die Furcht vor dem Unbekannten kann sehr viel mehr Unruhe hervorrufen als die Not, mit einer bekannten, obgleich schmerzhaften Wahrheit umzugehen. Der Pflegeempfänger kann sich anpassen oder entsprechend planen, aber wenn er nicht weiß, wie er angemessen reagieren soll, kann er nichts tun und bleibt hilflos.

Eine Studie ergab, dass etwa 85 % der Befragten so viele Informationen wie möglich, egal ob gute und schlechte, über ihre Erkrankung wissen möchten.

Akzeptieren Sie die Tatsache, dass, wie auch immer eine schlechte Nachricht überbracht wird, sie immer eine schlechte Nachricht bleibt!

Die Wahrheit wird am Ende befreien, aber zuerst wird sich der Pflegeempfänger miserabel fühlen.

Zitat eines Patienten:

> »Die Hoffnung stirbt nicht. Für uns Betroffene wandelt sie sich nur ein wenig von Zeit zu Zeit. Im Anfangsstadium der Krankheit hoffte ich, dass sie sich nicht ausbreiten würde, aber sie hat sich ausgebreitet. Inzwischen ist die Hoffnung eine andere. Ich möchte das nächste Frühjahr erleben und in meinem Garten die Blumen blühen sehen.« (Aulbert 2001, S. 7)

Barrieren, die Wahrheit mitzuteilen

- Angst davor, dem Pflegeempfänger eine schlechte Nachricht zu übermitteln
- Zeitmangel
- Probleme beim Umgang mit Gefühlen
- Eigene Hilflosigkeit, nichts »anbieten« zu können

Barrieren, die Wahrheit erfahren zu wollen

- Das Gefühl, die Ärzte/Pflegenden sind zu beschäftigt
- Der Glaube, Ärzte/Pflegende wären in erster Linie für physische Beschwerden zuständig
- Niemanden belasten wollen
- Angst, die Eigenkontrolle zu verlieren oder nicht mit der Situation zurechtzukommen
- Angst, schlimme Befürchtungen bestätigt zu bekommen
- Nicht in der Lage sein, die Fachsprache der Mediziner zu verstehen

Einige Grundregeln zur Überbringung von schlechten Nachrichten

- Seien Sie vorbereitet und bei der Sache.
- Zum Reden und Hören einen Platz suchen, wo Sie ungestört sitzen können und halten Sie Augenkontakt, wenn möglich auf derselben Augenhöhe
- Erfragen Sie, was der Pflegeempfänger bisher von seiner Krankheit verstanden hat
- Hören Sie aufmerksam zu
- Schlechte Nachricht nicht zu plötzlich vermitteln, immer vorher warnen
- Schlechte Nachrichten klar, verständlich und ohne medizinische Fachwörter ausdrücken. Immer wieder nachfragen, ob alles verstanden wurde
- Pausen einlegen, Stille zulassen können
- Reaktionen/Gefühle zulassen
- Eventuell Berührung zulassen/zukommen lassen! Die Haut als größtes Sinnesorgan bedarf einer großen Beachtung, eine Berührung der Haut bedeutet gleichzeitig das Berühren des Inneren.
- Keine Beschönigungen bei schlechten Nachrichten
- Nachfragen, wie der Pflegeempfänger mit der Nachricht klarkommt
- Nach einer schlechten Nachricht kann oft das Folgende gar nicht aufgenommen werden.

- Zeigen Sie Mitgefühl, das ist etwas, was Sie tun können.
- Bei einer Überforderung des Pflegeempfängers anbieten, das Gespräch ein anderes Mal zu führen

4 Störungen der Kommunikation

Einführung

Teile unseres Gehirns sind für die Wahrnehmung, das Sprachverständnis, die Wort- und Sprachbildung, das Denken in Wörtern und Sätzen und die Verwendung von Sprache beim Lesen und Schreiben zuständig.

Bei Verletzungen oder krankhaften Veränderungen dieser Bereiche kommt es zu Einschränkungen des Sprachvermögens. Erkrankungen der Sprachorgane beeinflussen ebenfalls unser Sprachvermögen. Auch eine schlecht sitzende Prothese schränkt das Sprachvermögen ein.

4.1 Sprechvorgang

Organe des Sprechvorgangs:

- Lunge
- Stimmbänder
- Der gesamte Mund-, Nasen- und Rachenraum mit Zunge, Gaumen, Gaumensegel
- Lippen
- Zähne
- Unterkiefer
- Ohren
- Gehirn

Aphasie

Erworbene Störung der Sprache.

Dysphasie

Unfähigkeit, Sprachlaute korrekt und fließend zu artikulieren.

Stummheit

Das Unvermögen zu sprechen ist ein entweder körperlich oder geistig bedingter Zustand, in dem sich ein Mensch nicht mit Worten artikulieren kann.

Stummheit kann in mehrere Arten untergliedert werden:

- Angeborene Stummheit
- Erworbene Stummheit

Stummen Menschen steht ein großer Teil unserer Ausdrucksmöglichkeiten, die Sprache, nicht zur Verfügung. Sie müssen sich durch nonverbale Kommunikation (Mimik, Gestik, Zeichensprache) und eventuell mit elektrischen Hilfsmitteln wie Texteingabegeräten verständlich machen. Die Vielfalt einer verbalen Ausdrucksweise fehlt ihnen oder ist nur sehr zeitaufwendig über Hilfsgeräte möglich.

4.2 Hören

Schwerhörigkeit

Schwerhörigkeit wird oft aus Scham verleugnet. Der Pflegeempfänger täuscht vor, alles zu verstehen, was die Kommunikation mitunter sehr erschwert. Ab dem 55. Lebensjahr verschlechtert sich das Hörvermögen bei vielen Menschen durch den normalen Altersabbau. Bei einer Einschränkung des Hörvermögens ist es wichtig, langsam und mit deutlichen Lippenbewegungen zu sprechen.

Umgang mit Schwerhörigen

- Sichtkontakt halten, damit von den Lippen abgelesen werden kann (im Dunkeln für ausreichende Beleuchtung des Gesichtes sorgen) und nonverbale Kommunikation nutzen!
- Deutlich, etwas langsamer als gewöhnlich und nicht zu laut sprechen
- Alle Vorgänge und Maßnahmen erklären und sich durch Rückfragen des Verstehens versichern, wichtige Mitteilungen bei Bedarf schriftlich geben
- Pflegeempfänger in alle sie betreffenden Gespräche miteinbeziehen, alle Mitbetroffenen über die Schwerhörigkeit/Taubheit informieren
- Beim Kontakt mit Wasser, Röntgen- oder Strahlentherapie ist ein Hörgerät vorher herauszunehmen, alternative Verständigungsmöglichkeiten sind vorher zu vereinbaren.
- Harte Geräusche (durch metallene Gegenstände) vermeiden, sie werden von Hörgeräteträgern als besonders schmerzhaft und laut empfunden
- Für ein Telefon mit Verstärker sorgen
- Bei Verständnisschwierigkeiten die Einstellung des Hörgerätes überprüfen

Hilfsmittel

Das einfachste Hilfsmittel ist eine DIN A4 große Tafel mit großen Buchstaben, Symbolen oder Begriffen von den wichtigsten Bedürfnissen: Schmerz, Hunger, Durst, Toilette, usw. Durch das Zeigen auf bestimmte Begriffe oder Symbole ist es sprachbehinderten Pflegeempfängern oft möglich, einen Teil ihrer Wünsche mitzuteilen. Ansonsten gibt es eine Menge an elektronischen Hilfsmitteln (z. B. Geräte mit Sprachausgabe durch Drücken auf Symboltafeln).

Das Unvermögen, sich nicht deutlich über die Sprache mitteilen zu können, bedeutet eine schwere Einschränkung der Lebensqualität und fordert von Pflegeempfängern und Pflegenden viel Geduld und Einfühlungsvermögen.

4.3 Hörgeräte

Hörgeräte verstärken alle Schallwellen, so dass die Betroffenen wieder besser hören können. Verschiedene Hörgeräte machen dies unterschiedlich gut. Wichtig ist eine gute Beratung durch einen Akustiker.

Ein- und Ausschalten: + oder 0. Bei Nichtgebrauch sollte man das Hörgerät ausschalten, um Strom zu sparen. Es gibt auch aufladbare Akkus.

Lautstärke regulieren: Kleines Rad mit Zahlen

Tonübertragung: M = Mikrofon ist eingeschaltet, normales Hören; T = Position für das Telefonieren und Höranlagen; MT = Beide Möglichkeiten.

Störungen bei Hörgeräten

Keine oder schlechte Tonübertragung:

- Der Schalter steht auf 0 oder T statt auf M.
- Die Batterie ist verbraucht.
- Das Ohrstück ist verstopft: Das Ohrstück abnehmen und in Seifenwasser oder Zahnprothesenreiniger einlegen, spülen und sehr gut trocknen, da es sonst zu einem Pfeifen kommen kann.
- Das Kabel ist defekt.
- Der Verbindungsschlauch zum Ohrteil ist defekt.

Gerät pfeift:

- Schlechter Sitz
- Der Pflegeempfänger liegt auf dem Hörgerät.
- Ohrenschmalzpfropf im Gehörgang: Von Fachkraft entfernen lassen
- Gehörgang hat sich ausgeweitet: Ein neues Ohrstück ist nötig.

Andere Störungen:

- Das Mikrofon beim Taschengerät hat nicht genügend Abstand zum Lautsprecher.

4.4 Sehbehinderung

Einem Sehbehinderten fehlen zum vollständigen Verstehen die Mimik und Gestik des Gesprächspartners. Eine besonders deutliche Aussprache ist daher sehr wichtig.

Sehbehinderte haben nur eingeschränkte Möglichkeiten, sich über Neuigkeiten zu informieren; sie können z. B. ihre Post nicht mehr lesen.

Stark Sehbehinderte können nicht mehr Auto oder Fahrrad fahren und sind dadurch weniger mobil. Sie können oft nicht mehr allein einkaufen, zur Bank, ins Kino, zum Essen oder ins Theater gehen. Ihnen fehlt die Möglichkeit, sich farblich passend anzuziehen und Bekannte und Freunde auf der Straße zu erkennen. So geraten sie schnell ungewollt ins soziale Abseits.

Umgang mit sehbehinderten oder blinden Menschen:

- Das Betreten oder Verlassen eines Zimmers immer ankündigen
- Den Pflegeempfänger immer mit seinem Namen anreden und sich selbst vorstellen

- Wege zu unbekannten Orten immer genau beschreiben und Hilfe anbieten, aber nicht aufdrängen
- Im Zimmer eines sehbehinderten Pflegeempfängers nichts umstellen, ohne den Pflegeempfänger vorher darüber zu informieren
- Nichts auf dem Boden stehen oder liegen lassen (Stolperfallen)
- Türen nach Absprache immer oder zu festen Zeiten offen oder geschlossen lassen
- Alle neuen Tätigkeiten und Vorgänge erklären
- Ortsbeschreibungen und auch die Anordnung der Speisen auf einem Teller nach dem Uhrzeigerprinzip erklären: »Das Fleisch liegt auf 12 Uhr, die Kartoffeln auf 3 Uhr.«
- Berührungen ankündigen, um ein Erschrecken zu vermeiden
- Bei der Bitte um Führung den eigenen Arm anbieten, etwas vorausgehen und Hindernisse ankündigen

4.5 Umgang mit verwirrten Menschen

In erster Linie ist darauf zu achten, dass die Verwirrtheit nicht gefördert oder verstärkt wird. Bringen sie auch für Verwirrte Respekt und Achtung auf.

Verwirrte sind keine Kinder und möchten auch nicht so behandelt werden. Man sollte möglichst in einfachen Worten und kurzen Sätzen mit ihnen kommunizieren.

5 Gefühle und Emotionen im Pflegealltag

5.1 Ekel

In der Pflege begegnen wir immer wieder Dingen oder Situationen, die Ekel hervorrufen. Ekel ist individuell und nicht diskutierbar.

- Der Umgang mit ekeligen Situationen kann manchmal durch Schutzkleidung (Mundschutz/Handschuhe) vereinfacht werden.
- Der Austausch mit Kollegen oder »Galgenhumor« können ebenfalls helfen, diese Situationen zu meistern.
- Eine anschließende kurze Pause hilft, wieder Abstand zu gewinnen.

5.2 Ängste

Pflegende

Ängste vor Ansteckung, vor dem Sterben, davor, seinem Job nicht gerecht zu werden etc. gehören gerade zu Beginn zum Alltag. Sie dürfen nicht geleugnet werden, sondern müssen ernst genommen werden.

Ängste sollten mit Kollegen des Vertrauens besprochen werden, um einen Weg zu finden, mit ihnen umzugehen. Häufig zeigt sich, dass andere ähnliche Ängste hatten oder haben, ein Austausch kann den Umgang häufig erleichtern.

Pflegeempfänger

Ängste vor dem weiteren Verlauf einer Krankheit, Sorge um die Zukunft von Angehörigen, die Angst, Dinge nicht mehr erleben zu können – es gibt viele Ängste, die Pflegeempfänger haben können.

Ängste sind immer ernst zu nehmen und nicht etwa abzuschwächen. Es sollte immer ehrlich über die Erkrankung gesprochen werden und keine falschen Hoffnungen geweckt werden.

5.3 Gewalt, Aggressionen

Die Würde des Menschen ist unantastbar.
(Grundgesetz für die Bundesrepublik Deutschland, Artikel 1 und 3) §

Gewalt ist all das, was den Menschen in seiner Individualität einschränkt und was ihn zwingt/zwingen soll, etwas gegen seinen Willen zu tun oder gegen seinen Willen zu unterlassen.

Gewalt und Aggressionen entstehen oft aufgrund von Überforderung, Verunsicherung, mangelnder Anerkennung und dem Gefühl, allein gelassen zu werden.

Gewalt kann sowohl durch Pflegekräfte als auch durch Angehörige oder Pflegeempfänger ausgeübt werden.

Aggressionen werden nicht zwangsläufig aktiv ausgeübt, auch das Nichtbeachten oder offensichtliches Desinteresse sind eine Form der Gewalt.

Gewalt und Aggression durch Pflegekräfte werden häufig aus falsch verstandener Kollegialität oder aus anderen Gründen totgeschwiegen. Beim Beobachten von Aggression oder Gewalt gegenüber Pflegeempfängern sollte nicht weggesehen werden, sondern das Thema direkt oder in einer Supervision angesprochen werden.

Gewalt und Aggression haben immer Gründe, über die zunächst jeder für sich selbst nachdenken sollte, um sich zu fragen: »Was kann ich dagegen tun?«

Niemand möchte, dass so etwas einem selbst oder nahestehenden Personen widerfährt.

Aggressionen von Pflegeempfängern sind selten persönlich gemeint und sollten auch nicht so aufgefasst werden (Überforderung, Verunsicherung, mangelnde Anerkennung).

Macht

Macht: etwas durchsetzen können
Ohnmacht: Unfähigkeit zu handeln
Empathie: Bereitschaft und Fähigkeit, die Gedanken, Gefühle, Motive und Persönlichkeit einer anderen Person zu erkennen und zu verstehen

Beispiel zu Macht und Empathie

Herr Müller soll aus dem Bett aufstehen, er möchte aber liegen bleiben.
Mit Macht: »Herr Müller, sie müssen aber jetzt aufstehen!«
Mit Empathie: »Geht es Ihnen heute Morgen nicht so gut?«

Um Herrn Müller doch zum Aufstehen zu bewegen, könnten wir versuchen,

- Ihn zu überzeugen (leckeres Frühstück etc.)
- Ihn zu überreden (»Tun Sie es für mich«)
- Ihn zu manipulieren (»Sie sind doch ein Frühaufsteher«)

Formen von Gewalt gegen pflegebedürftige Menschen

Respektloses Verhalten

- ohne Anzuklopfen ein Zimmer betreten

- Vermeiden von Blickkontakten
- Pflegeempfänger wie ein Kind ansprechen oder behandeln
- Pflegeempfänger beleidigen, bloßstellen oder abfällige Bemerkungen machen
- Ansprache ohne Blickkontakt

Schmerzen zufügen

- Schläge, kneifen, an den Haaren ziehen
- Nicht angepasste Unterstützung, zu schnell oder zu grob
- Unbequemes Hinsetzen/-legen
- Wäsche mit zu heißem oder kaltem Wasser
- nicht einfühlsamer Verbandswechsel

Hilfe vorenthalten

- Ignorieren von Bedürfnissen, Gefühlen oder Schmerzen
- Unnötig lange auf Hilfe warten lassen
- Unzureichende Unterstützung/Verweigerung, etwa beim Aufstehen, Gehen, Körperpflege
- Ignorierung/Verweigerung von Wechsel schmutziger Kleidung

Freiheit einschränken

- Einschließen in Räumen
- Fixierung
- Bettgitter oder ähnliche Aufsteheinschränkungen
- Gabe von medizinisch nicht notwendigen/verordneten Medikamenten zur Ruhigstellung
- Vorenthalten von Hilfsmitteln wie Klingel, Brille, Prothese, Gehstock

Bevormunden

- Vorenthalten von Informationen (wichtige Neuigkeiten, Post)

- Tagesablauf, Beschäftigung, Kontakte, Ausgaben ohne Grund bestimmen/einschränken
- »Füttern«, damit es schneller geht
- Ungefragtes Lesen/Öffnen von Briefen
- Pflegemaßnahmen gegen den Willen durchführen, z. B. Verwendung von Inkontinenzmitteln, um Toilettengang zu vermeiden

6 Sterben und Tod

Einführung

Das Sterben und der Tod sind Themen, die jeden betreffen, über die sich aber nur wenige Gedanken machen. Erkrankungen oder Unfälle mit Todesfolge können jeden Menschen in jedem Alter treffen. Jede Sterbesituation und der Umgang damit ist auch bei vielen Ähnlichkeiten immer individuell. Häufig herrscht große Unsicherheit, wie mit dem Sterben umgegangen werden soll.

Sterbebegleitung

Sterben ist ein Prozess, der sich oft über Tage, manchmal Wochen oder länger hinzieht.

Lachen und Scherzen mit Schwerkranken, Sterbenden? Ja! Humor bringt Freude, Leichtigkeit und Lebendigkeit, die jeder braucht, wie krank auch immer er ist.

Die meisten Sterbenden haben Ängste: vor Schmerzen, vor der Ungewissheit, vor dem Alleinsein. Letzteres ist ein Punkt, in dem die Pflege neben den Angehörigen eine wichtige Rolle übernehmen kann.

Als Pflegekraft können wir Nähe vermitteln und versuchen, die Bedürfnisse und Wünsche des Sterbenden zu erkennen und zu erfüllen.

Zur Selbstpflege ist es oft angebracht, sich im Team, privat oder mit professioneller Hilfe Unterstützung bei diesem schweren Thema zu holen.

6.1 Sterbephasen nach Kübler-Ross

1. Phase: Nicht-wahrhaben-wollen und Isolierung

Der Pflegeempfänger ist von seiner Diagnose geschockt und glaubt an Verwechslungen und Irrtümer. Dies kann in einen Zustand der Starre und Handlungsunfähigkeit führen.

Angehörige, Pflegende und Ärzte haben oft Schwierigkeiten mit der Situation. Um den Pflegeempfänger zu »schonen«, aber auch um der eigenen Betroffenheit zu entgehen, versuchen Angehörige und Pflegende oft, die Todesnähe zu verbergen.

2. Phase: Zorn und Ärger

»Warum denn gerade ich?« Da der Pflegeempfänger den Tod nicht direkt angreifen kann, richtet sich sein Zorn gegen diejenigen, die damit zu tun haben. Nichts kann recht gemacht werden. Die »Angegriffenen« sollten sich von Anschuldigungen und Beschimpfungen nicht persönlich angesprochen fühlen. Professionelle Unterstützung, z. B. durch Psychologen oder Seelsorger, kann dabei nötig werden.

3. Phase: Verhandeln

Oft werden weitere Ärzte befragt, in der Hoffnung, dass ihm diese eine »bessere« Diagnose liefern können. Der Sterbende »verhandelt« mit den Ärzten, dem Pflegepersonal, dem Schicksal und mit Gott um eine Lebensverlängerung. Er kann plötzlich die Kirche besuchen, Gelübde ablegen und Versprechen geben. Er nimmt regelmäßig an den Therapien teil und stimmt neuen Therapien zu. Es sollte versucht werden, die Hoffnungen auf einen realistischen Hintergrund zurückzuführen und keine falschen Hoffnungen zu wecken. Als Wünsche dürfen aber auch unrealistische Äußerungen stehen bleiben.

4. Phase: Depressive Phase

In dieser Phase durchlebt der Pflegeempfänger eine hoffnungslose innere Leere sowie Gefühle der Sinnlosigkeit und des Lebensüberdrusses. Er trauert um das, was er mit seinem Tod verlieren wird. Vielleicht erinnert er sich an frühere Ereignisse und Probleme, die er jetzt nicht mehr lösen kann.

Sein Umfeld muss jetzt Trauer und Traurigkeit zulassen und aushalten können. Wegen der stetigen Belastung ist es für alle Beteiligten wichtig, sich selbst nicht zu vergessen. Unterstützung durch Gespräche mit verständnisvollen Kollegen und Freunden oder auch durch beruflich mit dem Thema befasste Berater sind oft eine große Hilfe.

5. Phase: Zustimmung

Der Pflegeempfänger nimmt sein Schicksal an. Er ist körperlich und geistig erschöpft, schläft viel und möchte häufig nicht gestört werden. Er nimmt seine Umgebung wahr, auch wenn er abwesend erscheint.

Körperkontakt, wie z. B. in den Arm nehmen, das Berühren von »öffentlichen Zonen« wie Schulter oder Hand oder auch eine sanfte Fußmassage, wird oft als angenehm empfunden und ermöglicht es, auch ohne Worte in Kontakt zu bleiben. Das Streicheln über Kopf oder Wange kann aber als zu distanzlos erscheinen und sollte nur wirklich Nahestehenden erlaubt sein, die sicher wissen, dass dies vom Sterbenden nicht als unangenehm wahrgenommen wird.

Wünsche, wie die Erstellung eines Testamentes, Versöhnungen mit Angehörigen und Freunden oder anderes sollten ermöglicht werden. Viele Menschen können nicht sterben, bevor sie noch ein letztes Mal ihre Angehörigen oder Freunde gesehen haben. Allerdings sollte nicht »um jeden Preis« versucht werden, vermeintliche Hindernisse aus dem Weg zu räumen, um ein »ideales« Sterben zu ermöglichen. Es gibt Konflikte, die Außenstehende nicht für den Betroffenen lösen können; auch dies gilt es auszuhalten (vgl. Oelke 2011, S. 355).

6.2 Patientenverfügung/Patientenvollmacht (Vorsorgevollmacht)

Patientenverfügungen, in denen klar definiert ist, was ein Mensch im Fall, dass er sich selbst nicht mehr ausdrücken kann, wünscht oder nicht wünscht, sind eine große Hilfe für alle Beteiligten.

Wichtig ist es, konkrete Angaben zu Behandlungsmaßnahmen zu machen. »Ich möchte keine unnötigen Schmerzen erleiden« ist keine Aussage, die weiterhilft.

- Möchte ich auf jeden Fall, das alle lebensverlängernden Maßnahmen unternommen werden, oder möchte ich gar nicht reanimiert werden?
- Möchte ich künstlich beatmet werden?
- Kommt für mich eine Herzoperation in Frage?
- Möchte ich bei einer unheilbaren Erkrankung weiterhin ernährt werden (auch über Schläuche)?
- Möchte ich nach einem schweren Hirnschaden mit wenig Aussicht auf eine Besserung weiter maximal behandelt werden?

Diese und andere Fragen sollten mit einer Person des Vertrauens oder dem Arzt des Vertrauens besprochen werden.

Wichtig ist es, eine Person zu bestimmen, welche die eigenen Interessen konsequent durchsetzt.

Vorschläge für Patientenverfügungen gibt es viele im Internet. Wichtig ist, dass in den vorgefertigten Formularen möglichst genau die Wünsche und Vorstellungen der betroffenen Person dargestellt werden und die Möglichkeit von eigenen Kommentaren besteht. Eine notarielle Beglaubigung ist NICHT nötig. Das Vorhandensein einer Patientenverfügung oder einer Patientenvollmacht (s. u.) sollte auf einer kleinen Karte im Portemonnaie vermerkt sein. Die Patientenverfügung sollte jedes Jahr neu unterschrieben werden. Änderungen sind durch die betroffene Person jederzeit möglich, auch bei einem plötzlichen Sinneswandel.

Wann ist eine Patientenverfügung wirksam?

- Die Verfügung muss schriftlich und vom Aussteller eigenhändig unterschrieben sein
- Der Verfasser muss volljährig und einwilligungsfähig sein
- Eine Beglaubigung der Unterschrift oder notarielle Beurkundung der Patientenverfügung ist nicht nötig
- Hilfreich ist es, wenn weitere Personen den Willen des Verfassers mit ihrer Unterschrift auf der Verfügung bezeugen.

Vorsorgevollmacht

Mit einer Vorsorgevollmacht legen Sie eine Regelung fest für den Fall, dass Sie beispielsweise durch eine Krankheit oder einen Unfall nicht mehr selbst entscheiden können.

Folgende Vollmachten können an eine oder mehrere Personen abgetreten werden:

- Verwaltung des Vermögens
- Verfügung über Grundbesitz
- Regelung aller Bankgeschäfte
- Vertretung in Renten-, Versorgungs- und Steuerangelegenheiten
- Gesundheitsfragen (z. B. Einwilligung in Operationen, Durchsetzen der Patientenverfügung)
- Entscheidungen über freiheitsentziehende Maßnahmen (z. B. Anbringen von Bettgittern oder Gurten nur mit Zustimmung des Gerichts)
- Bestimmung des Aufenthalts, einschließlich einer Unterbringung im Pflegeheim
- Einsicht in Krankenunterlagen und Kontaktaufnahme zu den behandelnden Ärzten

Die Vollmachten müssen nicht alle einer Person übertragen werden, sie können auch geteilt oder zusammen auf mehrere Personen verteilt werden.

7 Recht

7.1 Schweigepflicht

Bereits der Eid des Hippokrates enthält die Selbstverpflichtung: »Was ich bei der Behandlung sehe oder höre oder auch außerhalb der Behandlung im Leben der Menschen, werde ich, soweit man es nicht ausplaudern darf, verschweigen und solches als ein Geheimnis betrachten.«

Die Schweigepflicht im engeren Sinn dient unmittelbar dem Schutz des persönlichen Lebens- und Geheimnisbereichs (Privatsphäre) einer Person, die sich bestimmten Berufsgruppen oder bestimmten staatlichen oder privaten Institutionen anvertraut oder anvertrauen muss.

§ Schweigepflichtiger Personenkreis nach § 203 StGB (Auszug)

- Zur Verschwiegenheit verpflichtet sind unter anderem die Angehörigen folgender Berufe: Angehörige heilbehandelnder Berufe, Heilberufe, die eine staatlich geregelte Ausbildung erfordern – z. B. Gesundheits- und Krankenpfleger, Altenpfleger und Mitarbeiter des Rettungsdienstes.
- Schweigepflichtig im Sinne des § 203 StGB ist immer der Geheimnisträger persönlich, nicht etwa die Organisation, in der er arbeitet. Die strafrechtliche Schweigepflicht kann nicht durch Weisung von Vorgesetzten aufgehoben oder abgeschwächt werden.
- Die Schweigepflicht gilt umfassend und gegenüber jedem (auch gegenüber der Polizei); sie betrifft all das, was jemandem u. a. als nichtärztlicher Helfer (auch als Praktikant oder Schüler) aufgrund seiner Stellung und Funktion und des zwischen ihm und

dem Pflegeempfänger bestehenden Vertrauensverhältnisses von diesem mitgeteilt wird und auch alles, was er ohne direkte Mitteilung des Pflegeempfängers selbst feststellt oder erfährt.
- Die Schweigepflicht bleibt auch nach dem Tod des Pflegeempfängers bestehen.
- Wer Pflege als Arbeitnehmer ausübt, unterliegt auch aufgrund seines Arbeitsvertrags der Schweigepflicht.
- Weiterhin besteht eine Pflicht zur Verschwiegenheit für Arbeitnehmer als Nebenpflicht aus dem Arbeitsvertrag bezüglich betrieblicher Geheimnisse gemäß § 242 BGB (Treu und Glauben).

Strafmaß

- Freiheitsstrafe bis zu einem Jahr oder Geldstrafe
- Erhöhung auf bis zu zwei Jahren, wenn der Täter gegen Entgelt oder mit Absicht gehandelt hat
- Das Berufsrecht bestimmter Berufe droht in bestimmten Fällen mit dem Verbot der Berufsausübung.
- Die Verletzung von Vertragspflichten z. B. aus einem Arbeits- oder Dienstverhältnis kann zu arbeitsrechtlichen Sanktionen bis hin zur Kündigung führen.
- Möglicherweise kann der Geschädigte Schadenersatzansprüche geltend machen.

Wann darf oder muss dennoch Auskunft gegeben werden?

- Ausdrückliches Einverständnis des Betroffenen (Behandlungsvertrag, der mit dem Arzt oder dem Krankenhaus abgeschlossen wurde, Patientenvollmacht)
- Stillschweigende oder mutmaßliche Einwilligung (Dienstübergabe im Krankenhaus)
- Gegenüber anderen am Behandlungs- und Betreuungsprozess beteiligten Berufsgruppen, zum Beispiel dem behandelnden Arzt oder einem Sozialleistungsträger. Hier ist in den Grenzen des Notwendigen die Weitergabe von Informationen gerechtfertigt. Die genannten Berufsgruppen unterliegen ebenfalls der Schweigepflicht.

- Gesetzliche Auskunftspflicht (gegenüber den Sozialleistungsträgern, Infektionsschutzgesetz)
- Die Auskunftserteilung an Angehörige und andere Bezugspersonen des Pflegeempfängers setzt das **Einverständnis** des Pflegeempfängers voraus. Um Rechtssicherheit zu schaffen, sollten Pflegeempfänger die auskunftsberechtigten Personen schon im Heim- oder Pflegevertrag festlegen und eine entsprechende Schweigepflichtsentbindung erstellen. Hilfreich sind Vorsorgevollmachten und Patientenverfügungen.
- Ist das Einholen eines Einverständnisses nicht möglich und sonst nichts Gegenteiliges bekannt, kann in der Regel davon ausgegangen werden, dass der Pflegeempfänger damit einverstanden ist, dass seinen nahen Angehörigen (Ehepartner, Eltern, Kinder) Auskünfte erteilt werden.
- Auskunftserteilung kann auch durch einen Notstand (§ 34 StGB) gerechtfertigt sein, etwa bei einer gegenwärtigen Gefahr für Leib oder Leben des Pflegeempfängers oder anderer Menschen. Es besteht nach § 34 StGB im Allgemeinen keine Offenbarungspflicht, sondern nur eine Offenbarungsbefugnis. Ausnahmsweise kann dennoch eine Offenbarungspflicht bestehen, wenn das Leben oder die Gesundheit eines Menschen akut und unmittelbar gefährdet ist und eine Offenbarung weiteren Schaden verhindern kann.
- Beispiel: Die Bezirkssozialarbeiterin eines Jugendamtes stellt bei einem Hausbesuch eine lebensgefährliche Vernachlässigung eines Kindes fest. Die Eltern des Kindes sind wegen einer akuten Drogenintoxikation nicht in der Lage, sich um das Kind zu kümmern. Der Rettungsdienst und eventuell die Polizei müssen gerufen werden.
- Eine Pflegekraft darf auch privat über ihren Berufsalltag reden. Sie hat aber darauf zu achten, dass sie das Erzählte anonymisiert und es auch nicht möglich ist, dass die Person, über die sie redet, aufgrund der erwähnten Informationen konkretisiert werden kann.

Eine Offenbarung des anvertrauten Geheimnisses ist nur zulässig, wenn eine Güterabwägung ergibt, dass der Bruch des Geheimnisses angemessen und geeignet ist, eine drohende Gefahr abzuwenden *und* das zu schützende Rechtsgut das beeinträchtigte Rechtsgut (Vertrauensbruch) wesentlich überwiegt. Ein Beispiel: Eine Pflegekraft muss sich in einem Strafverfahren gegen den Verdacht einer fehlerhaften Behandlung wehren und zivilrechtliche Schadensersatzansprüche abwehren dürfen.

7.2 Delegation

Bestimmte ärztliche Tätigkeiten können delegiert werden:

- Gabe von Medikamenten
- Anlegen von Verbänden

Der delegierende Arzt muss sich über die fachliche Kompetenz des Mitarbeiters informieren. Die Aufgabe muss zumutbar sein.

Bei der Delegation der Aufgabe müssen folgende Informationen gegeben werden:

- Für wen ist die Maßnahme?
- Was soll getan werden?
- Wieviel soll von einem Medikament gegeben werden?
- Welche Verabreichungsform ist nötig?
- Wann und wie lange soll die Aufgabe ausgeführt werden?

Übernahme und Ausführungsverantwortung:

- Bin ich fachlich kompetent genug, um die mir übertragene Aufgabe auszuführen?
- Traue ich mir diese Aufgabe zu?
- Ist die Übernahme der Aufgabe rechtens?
- Ist die Aufgabe mit meinem Gewissen vereinbar?

Trifft eine der obigen Bedingungen nicht zu, **muss** die Aufgabe verweigert werden.

7.3 Fixierung

- Eine Fixierung ist nach § 239 StGB eine **Freiheitsberaubung** und generell verboten. Sie ist in Pflegeheimen und in der stationären Pflege nur dann zulässig, wenn eine **richterliche Genehmigung** bei einem Betreuungsgericht eingeholt wurde.
- Nach dem neuesten **Urteil des Bundesgerichtshofs** muss eine Fixierung auch dann richterlich genehmigt werden, wenn der Patient im Vollbesitz seiner geistigen Kräfte eine **Vorsorgevollmacht** über pflegerische Maßnahmen im Bedarfsfall an einen Betreuer abgegeben hat.
- Die Genehmigung wird vom Amtsrichter einem Betreuer oder Bevollmächtigten erteilt, der dann frei über den Einsatz der genehmigten Maßnahme entscheiden kann.
- Eine Fixierung ohne richterliche Genehmigung ist nur zulässig, wenn ein Rechtfertigungsgrund (z. B. eine akute Gesundheitsgefährdung der zu fixierenden Person oder anderer Personen) vorliegt und dieser durch die Fixierung abgewendet werden kann. Eine richterliche Anordnung muss unverzüglich nachträglich beigebracht werden (Unterbringungsverfahren § 1906 Abs. 4 BGB, Psychisch-Kranken-Gesetze der Bundesländer).
- Die Fixierung, deren Begründung und Dauer, im Normalfall auch der mehrmals täglichen Unterbrechungen, muss dokumentiert werden.
- Freiheitsentziehende Maßnahmen durch Angehörige im eigenen Haus bedürfen keiner Genehmigungspflicht durch einen Amtsrichter. Das bedeutet jedoch nicht, dass ein Freiheitsentzug durch freiheitsentziehende Maßnahmen in der eigenen Häuslichkeit immer rechtens ist.

- Wenn ambulante Pflegedienste in die Anwendung freiheitsentziehender Maßnahmen eingebunden sind (z. B. Türe abschließen bei Verlassen der Wohnung), bedarf es nach Ansicht der meisten Amtsrichter einer richterlichen Genehmigung.
- Angehörige haben kein Recht, über freiheitsentziehende Maßnahmen zu entscheiden, sofern sie nicht Betreuer oder Bevollmächtigter sind *und* ihnen eine Genehmigung seitens des Amtsrichters ausgesprochen wurde.
- Bei Fragen oder Unsicherheiten wenden Sie sich bitte an Ihr zuständiges Amtsgericht oder vorher an die Pflegestützpunkte.

Eine Immobilisation führt oft nicht zur Beruhigung, sondern zur Steigerung von Erregung, Gegenwehr und Herz-Kreislaufbelastung. Alternativen für den Sturzschutz sind immer vorzuziehen (▶ Kap. 3.4 Sturzprophylaxen).

Direkte Fixierung

- Anbringen von Bettseitenstützen (»Bettgitter«)
- Anbringen eines Tischbretts vor einem Stuhl, der das Aufstehen verhindert
- Fixiergurte
- Zwangsjacken

Räumliche Fixierung

- Einsperren im Zimmer/auf der Station (durch Verschließen der Türen)
- Benutzung von Trickschlössern
- Wegnehmen von Gehhilfen, Kleidung usw.
- Behinderung des Verlassens der Station durch z. B. Pflegepersonen, Feststellen von Rollstuhlbremsen

Medikamentöse Fixierung

- Gabe sedierender (ruhigstellender) Medikamente

8 Hygiene

8.1 Mikroorganismen als Krankheitserreger

Mikroorganismen sind *überall* in unserer Umwelt. Sie befinden sich auf allen inneren und äußeren Oberflächen des menschlichen Körpers. Auf der Haut finden sich zahlreiche Staphylokokken und Mikrokokken, im Mund sind u. a. Streptokokken anzutreffen und die bekannten Kolibakterien helfen im Dickdarm bei der Verdauung unserer Nahrung. Krankmachende Mikroorganismen werden von unserem Immunsystem bekämpft.

Bakterien

- Überall in unserem Körper
- Können sich selbst vermehren
- Nützliche Bakterien können zu Krankheitserregern werden, wenn sie sich an einem falschen Ort befinden. Beispielsweise verursachen Darmbakterien in den Harnwegen Blasenentzündungen.

Viren

- Besitzen keinen eigenen Stoffwechsel, können sich selbst nicht vermehren. Dazu benötigen sie die Zelle eines Lebewesens; das Virus hängt sich an eine Zelle an und dringt in sie ein. Es schleust sein Erbgut in das der Wirtszelle, diese produziert neue Viren.

- Die Zellen unserer Schleimhäute, z. B. in den Atemwegen, sind Virusangriffen besonders oft ausgesetzt.

Pilze

- Können sich selbst vermehren
- Befallen als Mykose die Haut
- Vermehren sich vor allem in feuchtwarmer Umgebung

Ursachen eines Pilzbefalls der Scheidenflora

- Hoher Zuckergehalt im Scheidensekret: Diabetiker, zuckerreiche Ernährung, hoher Östrogenspiegel (zwischen Periode und Eisprung, in der Schwangerschaft, bei Einnahme älterer Verhütungspillen mit hohem Östrogengehalt)
- Einnahme von Antibiotika (durch Antibiotika wird die gesunde Bakterienflora der Schleimhaut verringert, Pilze finden eine geschwächte Abwehr vor und können sich vermehren)
- Abwehrschwäche: Schwere Krankheiten oder Stress führen zu einer Schwächung des körpereigenen Abwehrsystems.
- Schleimhautschädigungen

Bei fast allen Frauen mit häufig wiederkehrenden Pilzinfektionen ist der Pilz Candida auch im Stuhl nachweisbar. Die Infektion kann sich also durch ungeschickte Reinigung vom Darm in die Vagina übertragen.

Auch durch Geschlechtsverkehr können Pilze übertragen werden: Männer und Frauen sind oft Träger von Candida, ohne Symptome aufzuweisen.

8.2 Hygiene, Asepsis etc.

Einige Begriffe

Hygiene: Lehre von der Verhütung der Krankheiten und der Erhaltung, Förderung und Festigung der Gesundheit.

Die Hygiene ist Pflicht aufgrund von Rechtsvorschriften und Richtlinien zum Schutz des Personals und des Pflegeempfängers. Die Rechtsprechung macht deutlich, dass jeder Patient einen Rechtsanspruch darauf hat, dass alle Personen, denen er sich zur Behandlung anvertraut, die Standards der Infektionsverhütung nicht nur kennen, sondern auch verantwortungsbewusst praktizieren. Als Infektionsschutz für Personal und Pflegeempfänger im Krankenhaus und Altenheim dienen Antisepsis, Asepsis, Desinfektion und Sterilisation.

Asepsis: Völlige Keimfreiheit von Gegenständen und Händen.

Antisepsis: Herabsetzung der Keimzahl durch Desinfektion von Händen und Flächen.

Desinfektion: Starke Verminderung der Anzahl von Keimen, so dass es zu keiner Infektion kommen kann. Bei der Wischdesinfektion ist es wichtig, dass alle Flächen ausreichend mit dem Desinfektionsmittel befeuchtet werden. Die Händedesinfektion muss genau nach dem Schema erfolgen, wichtig ist auch hier die sorgfältige Benetzung aller Hautflächen.

Sterilisation: Chirurgische Instrumente, Verbandsmaterial und anderes Material werden durch verschiedene Maßnahmen keimfrei gemacht.

8.3 Infektion, Infektionswege und -prophylaxe

Infektion: Übertragen und Eindringen von Keimen in den Körper, deren dortiges Verbleiben, Vermehren und die Produktion von

Stoffen, die den Menschen schädigen. Nur wenige Keime sind für den Menschen krankmachend und ein gesunder Mensch kann die meisten Keime abwehren.

Ob ein Mensch erkrankt, hängt ab von

a) seiner Abwehrkraft, seinem Ernährungszustand und seinem Allgemeinzustand
b) von den krankmachenden Eigenschaften des Keims

Die wichtigste Infektionsquelle ist der Mensch selbst, er muss dabei nicht einmal krank sein! Auch gesunde Menschen können Keime übertragen, die ihnen selbst nicht schaden, bei anderen Menschen aber Erkrankungen hervorrufen. Solche Keime sind unter anderem auf der Haut, in den Haaren und im Nasen-Rachenraum zu finden. Andere Quellen sind rohes Fleisch vom Schwein oder Rind (Bandwürmer), Geflügel (Salmonellen), Erde aus Blumentöpfen (Tetanus), Staub und Wasser.

Körpereigene Abwehrmechanismen

- Haut: Säureschutzmantel
- Tränenflüssigkeit: bakterientötende Stoffe
- Speichel: bakterientötende Stoffe
- Magen: Magensäure
- Schleimhäute in Mund, Luftröhre und Bronchien: keimabwehrende Inhaltsstoffe
- Blut: weiße Blutkörperchen

Infektionswege

- Tröpfcheninfektion: Die Erreger werden durch Sprechen, Husten, Niesen oder Spucken über die Luft übertragen (Grippe, Erkältung).
- Orale Infektion: Die Erreger werden mit der Nahrung aufgenommen.

- Parenterale Infektion: Die Erreger werden unter Umgehung des Magen-Darmtraktes z. B. durch Spritzen, Infusionen usw. (Hepatitis, HIV-Infektionen) oder auch durch Insekten wie Zecken und Mücken (Borreliose, Malaria) übertragen.
- Schmierinfektion: Die Erreger werden durch infizierte Hände oder Gegenstände übertragen (Darminfekt).
- Infektionen über die Schleimhaut: Die Erreger werden beim sexuellem Verkehr übertragen (Geschlechtskrankheiten, AIDS).

Nosokominale Infektion (im Krankenhaus erworbene Infektion)

Rund 500.000 Patienten infizieren sich jährlich in einem deutschen Krankenhaus, 30.000 sterben an den Folgen. »Bildlich gesehen sind bundesweit jedes Jahr sechs Krankenhäuser mit je 1000 Betten ausschließlich mit der Behandlung von Patienten mit Krankenhausinfektionen beschäftigt«, sagte Gesundheits-Staatsrat Dr. Hermann Schulte-Sasse am Dienstag, 21. Oktober 2008 vor Journalisten (http://www.klinikum-bremen-mitte.de/internet/presse/de/Oktober_2008/Haendedesinfektion__Von_einer_Millionen_auf_10_Keime.jsp?siteName=kbm, Zugang am 01.12.2008).

Clostridium difficile
Bakterium, einer der häufigsten Erreger von Nosokomialinfektionen

ESBL
Extended-spectrum Beta-Laktamase

Beta-Laktamasen sind von Bakterien produzierte Enzyme, die Beta-Laktam-Antibiotika (verschiedene Antibiotikagruppen) spalten können

3 MRGN, 4 MRGN
Multiresistente gramnegative Bakterien, 3 und 4: Zahl der Antibiotikaguppenresistenz

Resistenzen gegen eine oder zwei Antibiotikagruppen sind sehr häufig, aber unkritisch, diese Bakterien gelten nicht als multiresistent. Alle multiresistenten Bakterienstämme, die sich in der Gram-Färbung (Labortest) negativ darstellen

Noroviren
Viren, einer der häufigsten Erreger von nicht durch Bakterien verursachten Durchfälle

Orsa/MRSA
Oxacillin-resistenter Staphylococcus aureus/Methicilin-resistenter Staphylococcus Aureus
Oxacillin und Methicilin sind Antibiotika der gleichen Antibiotikagruppe.

VRE
Vancomycin-resistente Bakterien

Die besonderen Schutzmaßnahmen (Kittel, Mundschutz, etc.) müssen auf jeder Station einsehbar sein.

Prophylaxe (Vorbeugung)

Allgemeine Prophylaxen

Neben dem Händewaschen nach dem Toilettengang, Vermeiden von verdorbener oder suspekter Nahrung (im Urlaub: *peel it, cook it or forget it*), gutem Impfschutz und Safer Sex sollten allgemeine Regeln zur Sauberkeit/Hygiene beachtet werden.

Händedesinfektion

Verringerung der Keimzahl auf der Haut der Hände durch Händedesinfektionsmittel.

Ziel

- Eigener Schutz

- Vermeidung der Übertragung von Krankheitserregern auf andere Menschen

Die Übertragung krankmachender Mikroorganismen durch die Hände der Pflegenden und Ärzte bildet die Hauptursache der im Krankenhaus erworbenen Infektionen.

Bei der Händedesinfektion werden ca. 3 ml (zwei bis drei Hübe aus Wandspendern) in die trockene, hohle Hand gegeben und verrieben. Eine Einwirkzeit von mindestens 30 Sekunden ist einzuhalten. Die Verteilung des Händedesinfektionsmittels unterteilt sich in sechs Schritte, die sicherstellen, dass das Mittel die Fingerzwischenräume, die Fingerkuppen und die Nagelfalze benetzt.

1. Handflächen aneinander reiben
2. Reiben der Handfläche an der Handoberseite der jeweils anderen Hand mit gespreizten Fingern
3. Reiben der Handflächen aneinander mit gespreizten Fingern
4. Reiben der Oberfläche der Finger in der Handfläche der jeweils anderen Hand
5. Reiben des jeweils anderen Daumens in der geballten Faust
6. Reiben der Fingerkuppen in der Handfläche der jeweils anderen Hand

Die Händedesinfektion ist der wichtigste Schritt zur Unterbrechung der Verbreitung von Keimen.

Bei bestimmten Erkrankungen sind spezielle Händedesinfektionsmittel oder eine längere Einwirkzeit nötig.

Hände nach dem Waschen nicht desinfizieren!

Die Haut weicht beim Waschen auf und der Alkohol des Desinfektionsmittels reizt die Haut, trocknet sie aus und führt zu Entzündungen. Im Zweifelsfall nur mit Desinfektionsmittel säubern!

Schmuck- und Eheringe, Armbanduhren und Armreife, Nagellack und lange Fingernägel bieten nicht nur Nistplätze für Keime, sondern beeinträchtigen die Wirkung der Händedesinfektion, da die Desinfektionsflüssigkeit die Haut unter dem Schmuck und den künstlichen Fingernägeln nicht erreicht.

8.4 Antibiotika, -resistenz, Impfung

Antibiotika

- Antibiotika sollten nur bei Infektionen durch Bakterien angewandt werden
- Bei einer Virusinfektion helfen sie nicht. Bestes Beispiel ist die Verschreibungspraxis bei Bronchitis: Nur 5 % der Hustenfälle sind auf Bakterien zurückzuführen, 95 % werden durch Viren verursacht.

Antibiotikaresistenz

Krankheitserregern gelingt es, die Wirkung von Antibiotika abzuschwächen oder ganz zu neutralisieren.

Durch unterdosierte oder nicht ausreichend lange eingenommene Antibiotika können Bakterien Resistenzen ausbilden, diese können auch weitergegeben werden.

Auch die Verwendung als Prophylaxe und als Wachstumsförderer in der landwirtschaftlichen Tierzucht fördert Resistenzen. Ist ein Krankheitserreger gegen mehrere Antibiotika resistent, spricht man von einer Multiresistenz (MRSA, ESBL u. a.).

Immer mehr Keime sind gegen mehrere Antibiotika resistent. Ein Keim, der gegen alle Antibiotika resistent ist, kann ungehindert Menschen Schäden bis zum Tod zufügen!

Impfung

Geschichte

Im 19. Jahrhundert waren Ärzte in Europa in der Regel machtlos gegen die weit verbreiteten und immer wiederkehrenden großen Seuchen und Epidemien. Eine dieser weit verbreiteten Infektionskrankheiten waren die Pocken, an denen etwa 30 % der Erkrankten starben. Früh erkannte man jedoch, dass das Durchstehen der Kuhpocken (eine beim Menschen leicht verlaufende Rinderkrankheit) gegen weitere Ansteckungen durch die Pocken immun machte. So wurde versucht, Individuen durch absichtliche Infektion mit anderen Erregern zu immunisieren (200 v. Chr. in Indien und China; Mitte des 18. Jahrhunderts in Europa). Chinesische Ärzte wählten zur Gewinnung des Impfstoffs Personen mit leichtem Krankheitsverlauf aus und entfernten Krustenstücke der Pocken, welche zu einem Pulver zermahlen und in die Nase der zu impfenden Person eingeführt wurden. Lady Mary Wortley Montagu berichtete 1718, dass die Türken sich in ähnlicher Weise den Körperflüssigkeiten von leicht Infizierten aussetzten und wendete diese Methode bei ihren eigenen Kindern an (http://www.istanbulpark.de/print.php?news.72, Zugang am 18.01.2017).

Aktive Immunisierung

Das Immunsystem des Impfempfängers wird zur Bildung von Antikörpern angeregt, es kommt zu einer Immunisierung ohne Krankheitserscheinungen. Dies kann bis zu einer Woche dauern. Als Immunität bezeichnet man hier die Unempfindlichkeit eines Organismus gegenüber bestimmten Krankheitserregern.

- Lebendimpfstoffe: Enthalten abgeschwächte, noch vermehrungsfähige Erreger, welche die Krankheit aber nicht auslösen können (Masern, Mumps, Röteln).
- Totimpfstoffe: Erreger wurden abgetötet oder der Impfstoff enthält nur noch Bruchstücke des Erregers (Meningokokken, Hepatitis-A, Kinderlähmung).

- Toxoidimpfstoffe: Enthalten nur den biologisch inaktiven Bestandteil des Giftes eines Erregers (z. B. das Tetanus-Toxoid).
- mRNA-Impfstoffe enthalten Genabschnitte eines Virus in einer Eiweißhülle.Die Genabschnitte bringen Körperzellen dazu, Proteine (Antigene) herzustellen, die dann das Immunsystem zu einer gezielten Antikörperbildung und einer zellulären Abwehr anregen.
- Vektorbasierte Impfstoffe enthalten die Genabschnitte in für den Menschen harmlosen Transportviren. Das Impfvirus vermehrt sich im menschlichen Körper nicht und kann keine Infektion auslösen.

Passive Immunisierung

- Immunisierungsstoffe (Antikörper) werden direkt gespritzt, der Organismus muss selbst keine Antikörper ausbilden. Die gespritzten Antikörper erkennen die Erreger sofort und können sie unschädlich machen. In der Regel hält eine solche passive Immunisierung nur wenige Wochen bis Monate, dann sind die Antikörper ausgeschieden oder abgebaut. Der Organismus ist durch eine neuerliche Infektion durch denselben Erreger wieder gefährdet, da das Immunsystem durch diese Form der schnellen Behandlung nicht stimuliert wurde, ein eigenes Immungedächtnis auszubilden.

8.5 Hygiene in der Krankenpflege

Hygiene beim Pflegenden

Hygiene in der Pflege beginnt mit der persönlichen Hygiene:

- Lange Haare sollten zusammengebunden werden.

- Die Hände sind vor und nach Dienstbeginn, vor und nach jeder Pause sowie vor und nach der Versorgung eines Pflegeempfängers zu desinfizieren.
- Fingernägel sollten kurz und rund geschnitten sein (Verletzungsgefahr und Ansammlung von Keimen).
- Das Verschmutzen der Hände ist zu vermeiden, vorausschauend Handschuhe anziehen! Beim Umgang mit Körperflüssigkeiten oder Gegenständen, die verkeimt sein könnten, sind immer Handschuhe zu tragen.
- Vor und nach dem Tragen von Handschuhen müssen die Hände ebenfalls desinfiziert werden.

Nicht alle Handschuhe sind immer keimdicht!

- Hände nach dem Niesen, Husten oder Nase putzen desinfizieren
- *Hände nach dem Waschen nicht desinfizieren!* Die Haut weicht beim Waschen auf und der Alkohol des Desinfektionsmittels reizt die Haut, trocknet sie aus und führt zu Entzündungen. Im Zweifelsfall nur mit Desinfektionsmittel säubern!
- Seifen sind dabei ausschließlich aus dem Wandspender zu benutzen, das Verwenden von Stückseife ist nicht zulässig.
- Zum Händetrocknen sollen nur Einmalhandtücher verwendet werden.
- Hautschutz und -pflege an Händen und Unterarmen ist eine berufliche Pflicht, weil bereits kleinste Risse mögliche Erregerreservoirs sind und sich eine nicht gepflegte Haut nicht sicher desinfizieren lässt. Die Haut sollte je nach Bedarf mehrmals täglich mit Fettcremes und Lotionen aus der Tube oder dem Spender eingecremt werden. Gemeinschaftsdosen sind wegen der Kontaminationsgefahr verboten.
- Dienstkleidung und Dienstschuhe sollen nur im Pflegebereich getragen werden, um keine Keime aus dem Krankenhaus oder dem Altenheim zu bringen.
- Ringe, Schmuck und Armbanduhren können nicht nur bei der Arbeit stören, sie verhindern auch eine vollständige Desinfektion und tragen zu einer Verbreitung von Keimen bei.

Es gilt heute als unbestritten, dass die Händedesinfektion die wichtigste, einfachste und kostengünstigste aller Maßnahmen gegen die Übertragung von Infektionen ist.

Die Händedesinfektion ist somit der wichtigste Schritt zur Unterbrechung der Verbreitung von Keimen im Krankenhaus.

- Verschmutzte oder verkeimte Flächen sind ausreichend mit einem Flächendesinfektionsmittel *nass* abzuwischen!

Hygiene beim Pflegeempfänger

- Pflegeempfänger sollten wenn möglich täglich gewaschen oder geduscht werden.
- Lange Haare sollten geflochten werden, um ein Verfilzen zu verhindern.
- Die Fingernägel sollten vorsichtig kurz und rund geschnitten werden, um kleinere Verletzungen zu vermeiden. Wenn möglich, sollte kein Nagellack aufgetragen werden, da hier Verschmutzungen nicht so leicht sichtbar sind und keine Aussagen über die Durchblutung der Finger gemacht werden können.
- Die Haut sollte vor einer Austrocknung bewahrt werden, um Hautverletzungen vorzubeugen.
- Bei Inkontinenz ist für einen ausreichenden Hautschutz und regelmäßigen Wechsel der Materialien zu sorgen.
- Der Umgang mit Wäsche, Ausscheidungen usw. ist stationsabhängig unter der Vermeidung von zusätzlicher Verkeimung durchzuführen (keine Wäscheablage auf dem Fußboden etc.).

Zusammenfassung

- Keime gehören zum täglichen Leben, krankmachende Keime können uns schädigen oder sogar töten.
- Es gibt Bakterien, Viren und Pilze; sie müssen verschieden behandelt werden.
- Keime können über verschiedene Wege in den menschlichen Körper eindringen.
- Prophylaktische Maßnahmen können uns vor einer Infektion schützen, Händedesinfektion ist hierbei die wichtigste Maßnahme.
- Antibiotika helfen dem Körper bei der Abwehr von Keimen, wenn er selbst es nicht schafft, die Keime abzutöten.
- Durch falsche Gabe von Antibiotika kann es zu Resistenzen kommen.
- Durch Impfungen können Menschen vor Infektion geschützt werden.

9 Grundpflege

9.1 Betten und Lagerung eines Pflegeempfängers

Einführung

Gesunde Menschen verändern ihre Lage im Bett, ohne bewusst daran zu denken; unser Körper gibt uns Signale bei einer Mangeldurchblutung, die Lage zu wechseln. Pflegeempfänger, die aus irgendeinem Grund nicht in der Lage sind, sich selbst im Bett zu drehen oder bei denen der Schutzmechanismus nicht mehr funktioniert, bedürfen unserer Hilfe. Es sollte immer versucht werden, für den Pflegeempfänger einen für ihn akzeptablen Kompromiss zwischen seinem Wohlbefinden und der für ihn optimalen Lagerung zu finden. Nachdem wir einen Pflegeempfänger gelagert haben, sollten wir uns nach ein paar Minuten vergewissern, ob der Pflegeempfänger die Lage immer noch als angenehm empfindet, manche Unbequemlichkeit wird erst später bemerkt.

9.1.1 Ziele der Lagerungen

- Das subjektive Wohlbefinden fördern
- Körperwahrnehmung fördern
- Schmerzen lindern oder deren Entstehung verhindern
- Dekubitusprophylaxe
- Physiologische Beweglichkeit erhalten
- Spastiken (Krämpfe) vermindern/vermeiden
- Kontrakturenprophylaxe

- Atmung unterstützen, Pneumonieprophylaxe (Prophylaxe gegen Lungenentzündung)
- Aspirationsprophylaxe
- Unterstützung der Herz- und Lungenfunktion, Drainageunterstützung
- Abschwellen geschwollener Gliedmaßen durch eine Hochlagerung
- Erkrankte Gliedmaßen ruhigstellen
- Lebensbedrohende Zustände verbessern (Schocklage)

9.1.2 Grundsätze der Lagerung

- Lagerungsmittel so viel wie nötig, so wenig wie möglich einsetzen.
- Zu weiche Lagerungsmaterialien schwächen die eigene Körperwahrnehmung.
- Zu harte Lagerungsmaterialien können zu Decubiti führen.
- Gelenke möglichst in mittlerer Stellung lagern.

Antidekubitusmatratzen verlängern nur das Lagerungsintervall, sie ersetzen nicht die regelmäßige Lagerung des Pflegeempfängers. Sie können bei Pflegeempfängern mit spastischen Lähmungen Spastiken auslösen.

9.1.3 Richtlinien zum Lagern

- Lagerung dem Tagesablauf anpassen, z. B. Rückenlage zu den Mahlzeiten oder Besuchszeiten.
- Lagewechsel mit anderen Handlungen kombinieren, z. B. ist eine rektale Temperaturkontrolle in Seitenlage leichter möglich.
- Lagerungsmaterial im Vorfeld besorgen, Stuhl an das Bettende als Ablagemöglichkeit stellen.
- Im Pflegeteam gemeinsam festlegen, wann, womit und wie gelagert wird.
- Regelmäßig lagern, Zeitplan einhalten.

- Pflegeempfänger über Sinn und Zweck der Lagerung informieren.
- Bett auf die richtige Arbeitshöhe einstellen, Nachttisch zur Seite rücken.
- Sich an der physiologischen Haltung und Stellung der Gelenke orientieren.
- Kompromiss aus therapeutischer Notwendigkeit und Bequemlichkeit durch Ausprobieren finden.
- Pflegeempfänger um Mithilfe bitten, falls nötig eine zweite Pflegekraft zur Mithilfe dazu bitten.
- Dokumentieren! Ein Pflegeplan, in dem dokumentiert wird, wer wann welche Lagerung vorgenommen hat, erleichtert nicht nur diese Pflegemaßnahme, sondern dient auch als Nachweis einer korrekt durchgeführten Pflege.
- Lange Weichlagerung vermindert die Wahrnehmung unseres Körpers, es kommt zu einer Beeinträchtigung der Feinmotorik und des Gleichgewichts.
- Je mehr Körperoberfläche aufliegt, desto geringer wird der Auflagedruck pro Hautfläche. Der Druck einer auf dem Kopf stehenden Pyramide auf eine Fläche ist größer als der einer normal stehenden Pyramide.

Straff gespannte Bettlaken oder andere Unterlagen erhöhen das Dekubitusrisiko, sie sollten nur lose über Antidekubitusmatratzen liegen und es sollten sonst keine anderen Unterlagen genutzt werden. Durch die straffen Tücher kommt es bei Antidekubitusmatratzen eher zu hohen Auflagedrücken, auch ist die Gefahr einer Abschürfung größer.

In der Regel werden Pflegeempfänger im Wechsel um 30 Grad nach rechts, auf den Rücken, um 30 Grad nach links usw. gelagert. Aber auch kleinere Veränderungen der Lage dienen der Dekubitusprophylaxe.

9.1.4 Verschiedene Formen der Lagerung

Hohl- oder Freilagerung

Einzelne gefährdete Körperbereiche werden mit Hilfe von Kissen oder Decken ohne Matratzenberührung gelagert.

Seitenlagerungen

Vermeidung von Decubiti, Lungenbelüftung (Pneumonieprophylaxe).

30 Grad-Lagerung

Bei dieser Lagerung wird eine Gesäß- und Körperhälfte entlastet.

- Pflegeempfänger über die Maßnahme informieren, weitestgehend allein bewegen lassen
- Der auf der zu lagernden Seite liegende Arm wird etwas vom Körper entfernt zur Seite abgelegt.
- Der Pflegeempfänger wird auf eine Seite gedreht (der Kopf liegt dabei möglichst immer auf einem Kissen).
- Ein Kissen oder eine Decke neben der Wirbelsäule so hinter den Rücken legen, dass der Pflegeempfänger beim Zurücklehnen einen 30 Grad Winkel zur Matratze hat
- Unter den oben liegenden Oberschenkel wird ein zweites Kissen oder der restliche Teil der Decke gelegt. Hierbei ist darauf zu achten, dass die obere Ferse frei liegt, die Knie sich nicht berühren und der Pflegeempfänger insgesamt in einer Ebene liegt.
- Der oben liegende Arm kann auf die Decke oder einem zusätzlichen, flachen Kissen abgelegt werden.
- Die Gelenke sind in natürlicher Mittelstellung zu lagern, die Füße sollten nur einen leichten Widerstand haben.
- Nach dem Lagern ist nach dem Befinden des Pflegeempfängers zu fragen und ob er diese Position längere Zeit als angenehm empfindet.

Dehnlagerungen

Bessere Lungenentfaltung, die Atmung wird erleichtert, Unterstützen der Beweglichkeit des Brustkorbs. Sie sind vor allem bei chronischen Lungenerkrankungen wie chronisch-obstruktiver Bronchitis oder Lungenemphysem empfehlenswert.

Nicht anwenden bei Schmerzen, Wirbelsäulen-Erkrankungen, Arthrose, Osteoporose.

V-A-T-I-Lagerungen

Hierbei werden gezielt bestimmte Lungenbereiche durch Hohllagerungen gedehnt und dadurch besser belüftet.

- Diese Lagerungen sollten nur 10–20 min durchgeführt werden, da es nach kurzer Zeit für den Pflegeempfänger unangenehm wird. Bei einer erstmaligen Anwendung sollten die Pflegeempfänger die ersten Minuten nicht allein gelassen werden. Bei Unwohlsein werden die Kissen wieder entfernt.
- Bei den gefalteten Kissen müssen sich die Knöpfe in der Falte befinden, um keine Hautschäden hervorzurufen.
- Knie sollten bei allen Lagerungen mit einem unterlegten Kissen unterstützt werden.

CAVE: Bei Hemiplegie-Patienten kann es durch diese Lagerungen durch die nach hinten fallenden Schultern zu einer Spastik kommen.

V-Lagerung

Bessere Belüftung der seitlichen Thoraxbereiche sowohl im Liegen als auch in einer mäßigen Oberkörperhochlage.

- Diese Lagerung kann mehrmals täglich für jeweils 10 bis 20 Minuten durchgeführt werden.

Anwendung

- Der Pflegeempfänger sitzt im Bett, das Gesicht zum Fußende. Zwei Kissen werden zu Schiffchen gefaltet und so hinter dem Pflegeempfänger im Bett platziert, dass sie ein V bilden.
- Die Spitze befindet sich dabei direkt unter dem Kreuzbeinbereich, die beiden Schenkel sollen beim Zurücklegen unter den Schultern zu liegen kommen.
- Der Pflegeempfänger legt sich jetzt in die Kissen, ein Kopfkissen unterstützt diese Lagerung.

A-Lagerung

Bessere Belüftung der Lungenspitzen sowohl im Liegen als auch in einer mäßigen Oberkörperhochlage.

- Bei kleinen Pflegeempfängern mit schmalem Körperbau kann es zu einer Hohlkreuzlagerung führen, hier ist die I-Lagerung zu bevorzugen.
- Diese Lagerung kann zudem als Dekubitusprophylaxe für den Sakralbereich eingesetzt werden.

Diese Lagerung wird von den meisten Senioren als sehr angenehm empfunden.

Anwendung

- Der Pflegeempfänger sitzt auf der Matratze mit dem Gesicht zum Fußende. Hinter ihm werden die Kissen platziert.
- Zwei Kissen werden zu Schiffchen gefaltet und so hinter dem Pflegeempfänger im Bett platziert, dass sie ein A bilden.
- Die Spitzen überlappen sich so, dass die Spitze beim Zurücklegen zwischen seinen Schulterblättern liegt. Ab Höhe des vierten Halswirbels liegt die Wirbelsäule frei.
- Beim Zurücklegen werden beide Arme auf den Kissen abgelegt. (»Pascha-Sitz«)
- Ein Kopfkissen unterstützt den Kopf des Pflegeempfängers.

T-Lagerung

Bessere Belüftung vor allem der unteren, mittleren oder oberen Lungenabschnitte sowohl im Liegen als auch in einer mäßigen Oberkörperhochlage.

- Diese Lagerung kann zudem als Dekubitusprophylaxe für die Schulterblattspitzen und den unteren Rippenrand eingesetzt werden.

Anwendung

- Der Pflegeempfänger sitzt auf der Matratze mit dem Gesicht zum Fußende. Hinter ihm werden die Kissen platziert.
- Zwei Kissen werden zu einem T geformt. Das Kissen des Querbalkens soll später von der rechten zu linken Schulter liegen. Der Längsbalken soll später beim Zurücklegen entlang der Wirbelsäule liegen. Die Rippen liegen frei.
- Das Kissen des Querbalkens kann bei Bedarf in Richtung Kopfende oder in Richtung Fußende geschoben werden.
- Ein Kopfkissen unterstützt bei Bedarf den Kopf des Pflegeempfängers.

Cave: Erhöhter Druck im Kreuzbeinbereich.

I-Lagerung

Anwendung

- Bessere Belüftung des gesamten Brustraumes, sowohl im Liegen als auch in einer mäßigen Oberkörperhochlage.
- Hauptsächlich bei Pflegeempfängern mit kleinerem Körperbau als Alternative zur A-Lagerung
- Diese Lagerung kann mehrmals täglich für jeweils 10 Minuten durchgeführt werden.
- Der Pflegeempfänger sitzt auf der Matratze mit dem Gesicht zum Fußende. Hinter ihm wird das Kissen platziert.

- Das Kissen wird schiffchenförmig gefaltet. Die Wirbelsäule soll beim Zurücklegen direkt darüber liegen.
- Ein Kopfkissen unterstützt bei Bedarf den Kopf des Pflegeempfängers.

Diese Lagerung wird oft als besonders unbequem empfunden und ist sehr instabil. Sie sollte daher nur mit Vorsicht eingesetzt werden.

Bobath-Konzept und basale Stimulation

Das Bobath-Konzept ist ein Konzept in der Therapie und Pflege von Pflegeempfängern mit Schädigungen des Gehirns oder des Rückenmarks. Benannt ist es nach ihren Entwicklern Berta Bobath (1907–1991), einer Physiotherapeutin, und ihrem Ehemann, dem Neurologen Karl Bobath (1906–1991).

Das Konzept beruht auf dem Prinzip, dass gesunde Hirnregionen die zuvor von den erkrankten Regionen ausgeführten Aufgaben neu lernen und übernehmen können. Häufig sind nicht die eigentlichen Kontrollzentren zerstört, sondern deren Verbindungswege untereinander unterbrochen. Durch eine konsequente Förderung und Stimulation des Pflegeempfängers wird versucht, die Neubildung dieser Verbindungswege zu fördern. Besonders bei halbseitig gelähmten Menschen (Hemiplegikern) nach einem Schlaganfall können gute Erfolge in der Rehabilitation erzielt werden.

Die therapeutische Pflege von hirngeschädigten Menschen nach dem Bobath-Konzept muss so früh wie möglich beginnen, um negative Entwicklungen zu verhindern.

Pflegeempfänger haben nach einem Schlaganfall einen gestörten Muskeltonus auf der Seite, die der betroffenen Hirnhälfte gegenüberliegt; durch die Verschaltung der Nervenbahnen ist aber auch die nicht betroffene Hirnhälfte miteinbezogen.

Hemiplegiker neigen häufig dazu, ihre betroffene Seite zu vernachlässigen bis hin zur völligen Leugnung. Die daraus folgenden Einschränkungen versuchen sie, mit ihrer nicht betroffenen Hälfte zu kompensieren. Die betroffene Seite erhält so keine Möglichkeit, neue Informationen zu empfangen und zu verarbeiten, um eine Beweglichkeit zu erreichen. Bei fehlender Information kann es auf der betroffenen Seite zu schmerzhaften Spastiken kommen. Gleichgewichtsstörungen lassen den Pflegeempfänger zur betroffenen Seite wanken oder sogar fallen.

Deshalb sollte der Pflegeempfänger die betroffene Körperseite immer wieder in Alltagsbewegungen einbeziehen, um die Kontrolle über den Muskeltonus und die verlorenen Bewegungsfunktionen wieder zu erlernen. Dies ist nur möglich, wenn nach einem individuellen pflegerischen Befund von Problemen, Ressourcen und Pflegezielen die Übungen und Lagerungen wiederholt und gezielt eingesetzt werden. Ein schematisiertes Arbeiten mit stets gleichförmigen »Übungen« ist nicht im Sinne des Bobath-Konzeptes.

Inzwischen geht es aber mehr darum, Stress zu reduzieren, eine normale Haltung und Bewegung zu ermöglichen, den Muskeltonus zu regulieren und die Wahrnehmung zu fördern. Die früher streng vorgegebene Positionierung weicht immer mehr dem Fördern normaler Bewegungen. Wichtig ist es, Bewegungsmomente der Betroffenen zu erkennen und zu unterstützen.

Pflegeempfänger mit einer Halbseitenlähmung sollten keinen Patientenaufrichter am Bett haben, da bei dessen Handhabung die betroffene Seite vernachlässigen werden würde.

Einen Rehabilitationserfolg kann man auch bei der Arbeit nach dem Bobath-Konzept nicht garantieren. Mehrfache oder diffuse Hirnschädigungen, z. B. durch generellen Sauerstoffmangel nach einer Reanimation, sind für den Lernprozess weniger günstig. Die Motivation zur aktiven Mitarbeit des Patienten ist ein ganz entscheidender Faktor.

Geeignete Bereiche für therapeutisch gestaltetes Aktivitäten des Täglichen Lebens-Training sind z. B. Körperpflege, An- und Ausziehen und Nahrungsaufnahme. Es handelt sich dabei um für den Patienten aus der Zeit vor seiner Erkrankung vertraute Handlungen, für die er vor seiner Erkrankung genaue Konzepte und Bewegungsprogramme besaß.

9.2 Körperpflege

Die Körperpflege eines Pflegeempfängers ist eine Pflegemaßnahme, die sehr schnell den normalen zwischenmenschlichen Kontakt überschreitet.

Mit Hilfe von Stellwänden oder anderen Hilfsmitteln ist für einen Sichtschutz zu sorgen.

Bei der Ganzkörperpflege kommen wir mit den intimsten Bereichen eines Menschen in Kontakt.

Waschen ist eine ganz individuelle Pflegemaßnahme, die sich bei jedem Pflegeempfänger unterscheidet.

Das Waschen sollte nur da unterstützt werden, wo der Pflegeempfänger nicht in der Lage ist, dies selbst zu tun. Mögliche Ressourcen müssen erkannt und wenn möglich ausgebaut werden. Vor den Pflegemaßnahmen sollten die Kollegen informiert werden, um unnötige Störungen zu vermeiden.

Vor dem Beginn der Pflegetätigkeit müssen alle benötigten Hilfsmittel zusammengetragen werden, um einen reibungslosen Ablauf zu gewährleisten. Die Pflegenden sollten eventuelle Uhren, Ringe und Armreife ablegen, die Hände waschen und bei Bedarf desinfizieren sowie einen Schutzkittel anziehen.

Einfühlungsvermögen und Professionalität erleichtern beiden Seiten diese Aufgabe. Wenn irgend möglich sollten die individuellen Wünsche, Gewohnheiten und die momentane Gefühlsverfassung berücksichtigt werden. Ist es möglich und gewünscht zu baden oder zu duschen? Zu welcher Tageszeit? Nicht alle Menschen haben unsere Vorstellung von Körperpflege.

Körperpflege dient nicht nur der Sauberkeit und Hygiene, sondern auch dem Wohlbefinden des Pflegeempfängers. Gleichzeitig gibt sie uns die Möglichkeit, längeren Kontakt aufzunehmen, den Allgemeinzustand des Pflegeempfängers zu beurteilen, durch bestimmte Formen der Waschung Reize zu vermitteln, dem Pflegeempfänger das Gefühl zu geben, für ihn da zu sein und Prophylaxen durchzuführen.

9.2.1 Augenpflege

Normales Waschen zur Reinigung reicht völlig aus.

- An Brillen-/Kontaktlinsenreinigung denken

Umgang mit Kontaktlinsen

Es gibt harte, formstabile Kontaktlinsen und weiche, flexible Kontaktlinsen. Hygiene ist beim Umgang mit Kontaktlinsen besonders wichtig, es kann sonst zu Infektionen oder Verletzungen des Auges kommen. Vor dem Einsetzen/Herausnehmen der Kontaktlinsen müssen die Hände gründlich gewaschen werden. Kontaktlinsen können wie Brillen durch spitze Gegenstände verkratzt werden.

Kontaktlinsen einsetzen

- Linse aus dem Aufbewahrungsbehälter herausnehmen
- Mit entsprechender Aufbewahrungslösung/Kochsalzlösung abspülen
- Linse auf die Fingerkuppe legen, die Linse muss sich zum Pflegenden wölben (sie dürfen keinen nach außen gewölbten Rand aufweisen)
- Vorsichtig Ober- und Unterlid auseinanderziehen, um dann die Linse vorsichtig auf die Hornhaut aufzusetzen
- Bei falschem Sitz die Augen kurz schließen lassen, normalerweise rutscht die Kontaktlinse in die richtige Position. Falls nicht, Linse aus dem Auge nehmen (s. u.) und erneut einsetzen.

Kontaktlinsen abnehmen

Harte Kontaktlinsen:

- Einen speziellen »Sauger« vorsichtig auf die Kontaktlinse setzen. Diese bleibt daran haften und kann herausgenommen werden.

- Ohne Sauger: Gesicht nach unten halten lassen, am äußeren Augenwinkel ziehen und blinzeln lassen. Die Kontaktlinse fällt dann in die darunter gehaltene Hand.

Weiche Kontaktlinsen:

- Ober- und Unterlid vorsichtig auseinanderziehen (oft reicht es, das Unterlid nach unten zu ziehen).
- Vorsichtig mit Daumen und Zeigefinger die Linse fassen und durch leichtes Zusammenfalten aus dem Auge herausnehmen

Verkrustete, gerötete Augen weisen auf eine Allergie oder Bindehautentzündung hin, Vorgesetzte sind zu informieren. Die Reinigung sollte dann mit Kochsalzlösung und sterilen Mulltupfern vorgenommen werden. Glasaugen können mit lauwarmen Wasser gereinigt werden.

Vorgehen bei einer Bindehautentzündung

Material

- Gefäß mit Kochsalzlösung
- Sterile Tupfer
- Handschuhe
- Abwurf
- Eventuell Augensalbe oder -tropfen

Vorgehen

- Handschuhe anziehen
- Tupfer mit NaCl-Lösung befeuchten
- Die geschlossenen Augen von außen nach innen auswischen, bis sich die Verkrustungen gelöst haben
- Für jedes Wischen einen neuen Tupfer benutzen, um eventuelle Keime nicht zu verschleppen

- Der Augapfel darf bei der Reinigung nicht berührt werden, da es leicht zu Schädigungen kommen kann.
- Augen sorgfältig trocken tupfen

Ist nur ein Auge betroffen, sollte man zuerst das gesunde Auge versorgen, um keine Keime vom erkrankten Auge zum gesunden zu übertragen; bei Bedarf Augensalbe oder -tropfen verabreichen.

Verabreichen von Augentropfen/-salbe

- Kopf nach hinten legen
- Unteres Augenlid, eventuell mit Hilfe eines Zellstofftupfers, leicht nach unten ziehen und gegen die Nase drücken, um den Tränenkanal zu schließen
- Vorgeschriebene Anzahl an Tropfen/Salbe (einen etwa 1 cm langen Streifen) in den Bindegewebssack fallen lassen, die Pipette darf das Auge dabei nicht berühren
- Bei Tropfen das Augenlid noch einen Augenblick festhalten, um zu verhindern, dass die Tropfen aus dem Bindegewebssack herausgepresst werden. Eventuelle Flüssigkeit mit einem Tupfer wegwischen.
- Bei Salben das geschlossene Auge anschließend einen Moment massieren, um das Verteilen der Salbe zu ermöglichen

9.2.2 Mundpflege

Die Mundpflege dient dem Erhalt der natürlichen Mundflora (Keimbesiedelung) und dem Vermeiden von Erkrankungen.

Vorbeugende Maßnahmen

- Anregung der Speichelproduktion: Kaugummi, Trockenobst oder frische Früchte kauen/für einen kurzen Zeitraum im Mund belassen. Wichtig ist dabei, den Mund regelmäßig zu spülen, um Essensreste zu entfernen.
- Süße Getränke vermeiden

- Gute Zahn- und Prothesenpflege
- Lemon-Stäbchen trocknen den Mund aus!
- Eventuell Luftbefeuchter aufstellen

Material

- Klemme/Mulltupfer oder Schwammträger
- Becher mit Spülflüssigkeit
- Warme Spülflüssigkeit
- Lippencreme
- Abwurf

Vorgehen

- Mundhöhle untersuchen
- Einen Tupfer so einklemmen, dass die Klemme komplett bedeckt ist
- Klemme mit Tupfer in Spülflüssigkeit eintauchen
- Die Mundhöhle von hinten nach vorn sorgfältig auswischen
- Tupfer so oft wie nötig auswechseln
- Belege auf der Zunge entfernen
- Lippen eincremen
- Entsorgen der Materialien und Dokumentation des Zustandes der Mundhöhle und Zunge

Pflegeempfänger mit einer Ernährungssonde sind besonders durch Pilzbefall (Soor), Schleimhautentzündungen (Parodontitis) und Ohrspeicheldrüsenentzündung (Parotitis) gefährdet, da ihre Speichelproduktion stark eingeschränkt ist. Eine gute und regelmäßige Mundpflege ist hier besonders wichtig.

9.2.3 Nasenpflege

Materialien

- Wattestäbchen/-träger
- Pflegeöl oder Creme
- Abwurf

Vorgehen

- Öl oder Creme auf einen Watteträger aufbringen und vorsichtig in der Nase verteilen, einwirken lassen
- Nase mit sauberen Watteträgern reinigen
- Borkige, verstopfte Nasen reinigen, um eine Atmung über den Mund zu vermeiden
- Creme auf einen Watteträger auftragen und in der Nase verteilen
- Material entsorgen

9.2.4 Zahnpflege

Fast 99 % der Weltbevölkerung haben Karies, ein weiterer großer Teil leidet an Parodontitis. Ursachen sind bakterielle Beläge und Speisereste. Diese zu entfernen ist das Ziel einer guten Mund- und Zahnpflege.

Materialien

- Zahnbürste mit kurzem Kopf/elektrische Zahnbürste
- Fluoridhaltige Zahnpasta
- Zahnzwischenraumbürsten oder Zahnseide
- Glas oder Becher mit lauwarmen Wasser, zu kaltes oder heißes Wasser kann zu Schmerzen führen
- Nierenschale
- Feuchter Waschlappen und Handtuch

Vorgehen

- Pflegeempfänger mit einem Tuch auf der Brust vor Flüssigkeit schützen
- Zähne putzen lassen oder beim Putzen helfen; geputzt wird immer vom Zahnfleisch zum Zahn, um Beläge wirklich vom Zahn zu entfernen
- Elektrische Zahnbürsten sind nicht nur im Alter oder bei einer Bewegungseinschränkung eine große Hilfe.
- Zahnzwischenräume reinigen
- Den Mund gründlich ausspülen lassen oder ausspülen
- Zweimal täglich gründlich die Zähne putzen

Prophylaxe

- Zweimal jährlich zur Zahnreinigung zum Zahnarzt
- Zuckerkonsum einschränken
- Fluoridcremes benutzen

Umgang mit Prothesen

- Teil- oder Ganzprothesen sind zum Säubern immer herauszunehmen und mit einer Bürste zu reinigen und in ein Reinigungsbad zu legen.
- Prothesen abspülen und wieder einsetzen, bei Bedarf Haftpulver oder Haftcreme auftragen
- Prothesen können auch nachts getragen werden, sofern keine Aspirationsgefahr besteht.
- Nicht getragene Prothesen können in ein Gefäß mit Wasser gelegt werden.
- Prothesen einsetzen/einsetzen lassen: Der Pflegeempfänger sollte vorher die eventuell vorhandenen Zähne putzen und den Mund ausspülen. Die Pflegekraft sollte sich Handschuhe anziehen und zuerst die untere Prothese einsetzen; beim Herausnehmen nehmen wir als erstes die obere Prothese.

9.2.5 Ohrenpflege

Ohren reinigen sich selbständig, nur die Ohrmuschel und der Bereich hinter den Ohren muss gesäubert werden. Durch den Reinigungsversuch mit einem Wattestäbchen kann es zu einem Hereindrücken des Ohrenschmalzes in den Gehörgang kommen und ein sich bildender Pfropf muss dann vom HNO-Arzt entfernt werden.

9.2.6 Ganzwaschung

Bewusstlose, Schwerkranke und Pflegeempfänger, die aufgrund einer Schwäche, einer Operation oder einer körperlichen oder geistigen Behinderung nicht in der Lage sind, sich zu waschen, müssen ganz gewaschen werden.

Vorbereitung

- Sich über Gewohnheiten und Vorlieben bei der Körperreinigung informieren
- Alle notwendigen Materialien besorgen, Kollegen informieren
- Für eine angenehme Zimmertemperatur sorgen, Zugluft vermeiden
- Eigene Hände reinigen bzw. desinfizieren
- Den Pflegeempfänger über das Vorhaben informieren und sein Einverständnis erfragen
- Für Privatsphäre sorgen, Stellwände usw.

Material für eine Ganzwaschung im Bett

- 2 Handtücher
- 2–3 Waschlappen
- 1 Waschschüssel mit Wasser, Wassertemperatur nach Wunsch des Pflegeempfängers
- Waschlotion oder Seife
- Latexhandschuhe
- Eventuell Rasierapparat, Rasierschaum, Pinsel

- Zahnputzbecher, bei Wunsch mit Mundwasser, Zahnbürste, Zahnpasta, Nierenschale, eventuell Prothesenbecher mit Tablette
- Kamm, Bürste, Spiegel, Papierhandtuch für ausgefallene Haare aus dem Kamm/der Bürste
- Hautpflegelotion, Creme, eventuell Gaze- oder Leinenstreifen
- Frische Nachtwäsche/Bettwäsche
- Abfallbeutel/-eimer

Mögliches Vorgehen

- Handschuhe und Kittel anziehen
- Wenn möglich das Bett hochfahren
- Zwischen allen Körperteilen, bei denen Haut auf Haut liegt, nach dem Waschen bei Bedarf Kompressen zwischenlegen, keinen Puder, da es zu Verklumpungen kommen kann
- Nachthemd oder Schlafanzugoberteil ausziehen und über den Oberkörper legen
- Beim Waschen ein Handtuch unter den zu waschenden Körperteil legen, um die Matratze zu schützen
- Bei der Wäsche des Gesichtes auf Wunsch auf Seife verzichten
- Augen vom äußeren Augenwinkel zur Nase hin waschen und trocknen
- Gesicht waschen und trocknen
- Ohrmuschel und hinter den Ohren waschen und trocknen
- Falls nötig, jetzt erst Seife in das Wasser geben
- Nachtwäsche vom Oberkörper entfernen
- Hals waschen und trocknen
- Den körpernahen Arm mit Hand, Fingern und Achsel waschen; Waschlappen ausspülen
- Wenn möglich um das Bett gehen, den körperfernen Arm, Hand, Finger und Achsel waschen und trocknen, zurück zur Achsel
- Waschschüssel/Waschlappen ausspülen
- Brustkorb und Bauch waschen, trocknen, Waschlappen ausspülen
- Wenn möglich den Pflegeempfänger aufsetzen, ansonsten zum Schluss auf die Seite drehen (lassen)

- Den Rücken waschen, trocknen, dabei an Bettgitter, Wand oder zweite Pflegeperson als Schutz vor dem Herausfallen denken, Waschlappen ausspülen
- Bei Bedarf die jeweiligen Körperteile eincremen
- Oberkörper mit frischer Wäsche bekleiden
- Das körpernahe Bein und den Fuß waschen und trocknen, Waschlappen ausspülen
- Wenn möglich um das Bett gehen, das körperferne Bein und den Fuß waschen, anschließend Waschlappen, Handtuch und Handschuhe wechseln
- Wichtig ist hier das sorgfältige Kontrollieren und Trocknen der Zehenzwischenräume, um einem Pilzbefall vorzubeugen.
- Bei Bedarf die Beine und Füße eincremen

Intimpflege

Den Oberkörper sollte man immer abdecken, um kein Gefühl der völligen Blöße aufkommen zu lassen. Es wird immer ein neuer Waschlappen verwendet, um keine Keime in den Intimbereich gelangen zu lassen. Unter der Vorhaut des Penis sowie in den Hautfalten zwischen den äußeren und inneren Schamlippen der Frau bildet sich bei mangelnder Hygiene das sogenannte Smegma (Talg, abgestorbene Hautzellen und bakterielle Abbauprodukte). Statistiken belegen, dass Peniskarzinome (Tumorerkrankung) sich häufiger bei Männern mit viel Smegma – zumeist bedingt durch ungenügende Hygiene – finden lassen. Mit bloßem Auge sichtbares Smegma kann sich nur bei mangelhafter Intimhygiene bilden. Durch Bakterienbefall kann es zu unangenehmer Geruchsbildung kommen.

Beim Mann

Den Penis waschen, die Vorhaut, wenn vorhanden, zurückschieben und mit der Eichel zusammen waschen und trocknen. Die Vorhaut wieder zurückziehen, um ein Anschwellen des Penises mit einer Ödembildung bis hin zum Absterben von Haut zu vermeiden. Ist dies nicht möglich, muss man das der verantwortlichen Kraft melden. Den Hodensack vorsichtig in Richtung Gesäß waschen und trocknen. Bei einer Phimose (Vorhautverengung) kann die Vorhaut nicht zurückgestreift werden, die Reinigung ist stark erschwert (u. U. vorsichtig mit Watteträgern). Den Pflegeempfänger sich drehen lassen und das Gesäß waschen und trocknen.

Bei der Frau

Die Beine aufstellen (lassen) und spreizen (lassen), die großen Schamlippen spreizen, waschen, reinigen und trocknen. Den Intimbereich immer von vorn nach hinten reinigen, um eine Keimverschleppung vom Anus zur Scheide zu vermeiden.

Bei Blasenkatheterträgern den Katheter vom Körper weg waschen, eventuell Krusten entfernen.

- Den Pflegeempfänger drehen (lassen), das Gesäß vom Rückenansatz zum Anus hin waschen und trocknen, bei Bedarf die Bettwäsche wechseln
- Bei Pflegeempfängern mit Netzhosen und Einlagen oder anderen Inkontinenzartikeln diese nach dem Waschen des Oberkörpers entfernen, in den Abfall werfen und nach dem Waschen und Abtrocknen des Intimbereiches und des Gesäßes wieder neu anziehen
- Den Pflegeempfänger komplett anziehen

Um dem Pflegeempfänger eine zweite Drehung zu ersparen, kann der Pflegeempfänger bei Kreislaufschwierigkeiten, Schmerzen oder nach Absprache mit ihm auch zuerst komplett vorn vom Kopf bis zu den Füßen gewaschen werden. Nach der Wäsche der Füße Waschlappen, Handtuch, Handschuhe und das Waschwasser wechseln. Dann den Pflegeempfänger auf die Seite drehen (lassen) und den Rücken und das Gesäß waschen und eventuell ein neues Laken einziehen.

Alle Auffälligkeiten sind der verantwortlichen Pflegekraft zu melden und wenn möglich zu dokumentieren.

Bei allen Waschvorgängen sollte bedacht werden, dass die Waschung eines Pflegeempfängers etwas sehr Individuelles ist und der jeweiligen Situation angepasst werden sollte. Es gibt kein Konzept für alle Gelegenheiten. Der Pflegeempfänger sollte immer angehalten werden, möglichst viele Dinge selbst zu tun oder es eventuell sogar neu zu lernen.

9.2.7 Baden

Ein Bad dient nicht nur der Reinlichkeit, sondern auch dem psychischen und physischen Wohlbefinden. Durch verschiedene Zusätze kann ein Bad anregend oder beruhigend wirken oder die Muskulatur entspannen. Medizinische Badezusätze sollten nur nach ärztlicher Anordnung in das Badewasser gegeben werden. Auch sollte die Möglichkeit eines Bades immer mit einer verantwortlichen Kraft abgesprochen werden. Beim Bad ist es besonders wichtig, auf Ruhe, Privatsphäre und ausreichend Zeit zu achten, deshalb immer einen Kollegen informieren.

Material

- Mindestens ein großes Handtuch, besser mehrere Handtücher
- 2 Waschlappen
- Seife, Waschlotion, Shampoo, Duschbad
- Pflegeartikel (Deo, Creme, Rasierbedarf, Nagelset, Kamm usw.)
- Latexhandschuhe
- Föhn
- Badematten, Kopfstützen
- Hilfsmittel (Lift, Stuhl) bereitstellen

Vorbereitung

- Für angenehme Raumtemperatur sorgen, keine Zugluft
- Wanne gut ausspülen

- Wasser mit der gewünschten Temperatur einlaufen lassen, eventuell mit Thermometer kontrollieren
- Badematten einlegen, Kopfstützen anbringen
- Nach Wunsch oder Bedarf Zusätze hinzugeben
- Hilfsmittel wie Lift oder Stuhl auf Funktion kontrollieren
- Ausreichend Handtücher und frische Wäsche bereitlegen
- Waschlappen, Seife, Shampoo usw. bereitlegen
- Eventuell für Musik sorgen
- Eventuell Pflegeartikel (Deo, Creme) bereitlegen
- Föhn bereitlegen

Vorgehen

- Pflegeempfänger informieren.
- Wenn nötig Blase und Darm entleeren lassen, bei Inkontinenz eine Intimwäsche vor dem Bad durchführen.
- Bei einem »nüchternen« Bad vorher eventuell etwas essen lassen oder ein kalorienreiches Getränk verabreichen; besonders bei Diabetikern an eine mögliche Unterzuckerung denken.
- Pflegeempfänger bekleidet ins Bad führen, dort Brille, Hörgeräte und eventuell Schmuck ablegen (lassen).
- Mit Händen oder Füßen die Temperatur des Badewassers fühlen lassen.
- Selbständigen Pflegeempfängern nur bei wirklichem Bedarf helfen, in die Wanne zu kommen, indem man sie an den Armen stützt oder einen Stuhl neben die Wanne stellt, dessen Sitzfläche etwas höher als die Oberkante der Badewanne sein sollte; zur Not mit Kissen oder Decke erhöhen. Der Pflegeempfänger kann nun seine Beine in die Wanne drehen oder sich dabei von der Pflegekraft helfen lassen. Anschließend kann der Pflegeempfänger ohne oder mit Hilfe in die Wanne gleiten.
- Unbewegliche Pflegeempfänger werden bekleidet oder durch eine Decke geschützt mit dem Rollstuhl, dem Lift oder dem Bett zur Badewanne gefahren. Dann hilft man ihm bei der Entkleidung, anschließend wird der Pflegeempfänger wie vom Stuhl in die Badewanne gebracht oder mit dem Badewannenlifter in die Badewanne abgesenkt.

- Den Pflegeempfänger alles waschen lassen, wozu er in der Lage ist, ihn nicht drängen!
- Das Gesicht bei Bedarf mit einem seifenfreien Waschlappen waschen lassen.
- Intimbereich mit frischem Waschlappen waschen (lassen).
- Haare zum Schluss waschen (lassen), um eine Erkältung zu vermeiden, gut ausspülen.
- Die Dauer eines Bades hängt vom Zustand des Pflegeempfängers, dessen Bedürfnissen und den gegebenen Umständen ab. Das Wasser sollte nicht auskühlen, heiße Bäder sollten nicht länger als 10–max. 20 min dauern (Gefahr der Überforderung des Kreislaufes oder des Kreislaufzusammenbruchs beim Aufstehen).
- Völlig orientierte Pflegeempfänger können auch kurze Zeit alleingelassen werden, sie müssen aber eine Möglichkeit haben, auf sich aufmerksam machen zu können (Schnur einer vorhandenen Klingel von der Decke, Handglocke).
- Den Pflegeempfänger nach dem Bad kühl oder warm abduschen.
- Unbewegliche Pflegeempfänger mit Hilfe von 1–2 Pflegekräften oder einem Lift zunächst auf den Beckenrand setzen, in ein großes, eventuell vorgewärmtes Handtuch hüllen und auf einen Stuhl setzen. Jetzt die Haare trocknen oder in ein Handtuch wickeln, dann den restlichen Körper abtrocknen/frottieren. Besondere Aufmerksamkeit ist auf Hautfalten und Zehenzwischenräume zu legen.
- Nach dem Trocknen eventuell eincremen, Deo auftragen usw. Den Pflegeempfänger anziehen (lassen), seinen Schmuck/sein Hörgerät wieder anlegen (lassen) und die Haare föhnen (lassen). Nie in der Wanne den Föhn benutzen! Nach einem Bad sind die Fuß- und Fingernägel besonders weich und können mit Einverständnis des Pflegeempfängers gut geschnitten werden. Anschließend den Pflegeempfänger zurück in sein Zimmer bringen und ihn ruhen lassen. Auf Zugluft achten!
- Badezimmer aufräumen, Wäsche entsorgen usw.

9.2.8 Duschen

Duschen hat den Vorteil, dass Schmutz und Schweiß vom Körper heruntergespült werden, die Hautdurchblutung angeregt wird und es als erfrischender als ein Bad empfunden wird. Es ist allerdings nicht so entspannend. Mobile, kreislaufstabile Pflegeempfänger können im Stehen, immobile oder kreislaufschwache Pflegeempfänger auf einem Stuhl duschen.

Vorbereitung

- Siehe Kapitel Baden (► Kap. 9.2.7)
- Die Pflegeperson sollte als Schutz eine Kunststoffschürze überziehen und dichte Schuhe tragen.

Material

- Siehe Kapitel Baden (► Kap. 9.2.7)
- Plastikschürze
- Duschmatte

Vorgehen

- Pflegeempfänger informieren
- Wenn nötig Blase und Darm entleeren lassen, bei Inkontinenz u.U. eine Intimwäsche vor dem Duschen durchführen
- Bei einer »nüchternen« Dusche vorher eventuell etwas essen lassen oder ein kalorienreiches Getränk verabreichen, besonders bei Diabetikern an eine mögliche Unterzuckerung denken
- Pflegeempfänger bekleidet ins Bad führen, dort Brille, Hörgeräte und eventuell Schmuck ablegen (lassen)
- Mit Händen oder Füßen die Temperatur des Duschwassers fühlen lassen
- Unbeweglichen Pflegeempfängern in den Duschstuhl helfen
- Gesicht nach Wunsch mit oder ohne Seife waschen (lassen)
- Intimbereich mit frischem Waschlappen waschen (lassen)

Gefahren beim Baden und Duschen

- Kreislaufbelastung durch zu heißes Wasser:
  - Blutgefäße weiten sich und das Blut sackt beim Aufstehen in die Beine, Kreislaufkollaps
  - Zu voller Magen, das Blut wird für die Verdauung gebraucht und fehlt dem Kreislauf, s. o.
  - Vorbestehende Kreislaufprobleme, Gefäßerkrankungen, s. o.
- Anfallsleiden
- Unterzuckerung mit zusätzlicher Kreislaufbelastung: hypoglykämische Bewusstlosigkeit

9.2.9 Haarpflege

Beim Kämmen der Haare beginnt man immer mit den Haarenden und arbeitet sich langsam zur Kopfhaut vor. Bei bettlägerigen Pflegeempfängern den Kopf zunächst auf eine Seite legen (lassen) und die dortigen Haare kämmen. Anschließend den Kopf drehen (lassen) und die Haare auf dieser Seite kämmen. Längere Haare können bei Bettlägerigen zu einem Zopf geflochten werden.

Haarwäsche im Bett

Material

- Eine wasserdichte Unterlage (Gummi oder auch eine große Plastiktüte)
- 1–2 große Krüge oder 10 l-Kunststoffeimer
- 1 große Haarwaschschale oder eine große Plastiktüte
- 1 Waschlappen zum Schutz der Augen
- 2 Frottiertücher
- Shampoo, eventuell Spülung etc.
- Föhn
- Bürste, Kamm

Vorgehen

- Pflegeempfänger informieren, nach der gewünschten Wassertemperatur fragen
- Den Kopf des Pflegeempfängers in eine Haarwaschschale legen oder Handtuch in den Nacken legen und einen großen Müllsack unter die Schultern schieben, wenn möglich das Bett in flache Kopftieflage stellen
- Die Augen mit einem Waschlappen vor der Seifenlauge schützen
- Das Haar befeuchten, eine entsprechende Menge Shampoo in das Haar geben und einmassieren
- Shampoo gründlich ausspülen
- Kopf mit einem Handtuch umwickeln, Haarwaschschale/Müllbeutel entfernen
- Haare zunächst mit einem Handtuch und dann mit einem Föhn trocknen und anschließend gründlich kämmen. Lange Haare können bei Bettlägerigen zu einem Zopf geflochten werden.

9.2.10 Umgang mit Stuhl

Als normale Häufigkeit der Stuhlentleerung gilt einmal in drei Tagen bis dreimal täglich, schmerzfrei und ohne Anstrengungen.

Als Hilfe bietet sich eine ausreichende Bewegung, ballaststoffreiche Ernährung, genügend Flüssigkeitszufuhr und ein regelmäßiger Toilettengang an. Einläufe, Zäpfchen oder orale Abführhilfen sollten nur angewendet werden, wenn es sich nicht vermeiden lässt.

Umgang mit der Bettpfanne/dem Nachttopf

Beim Anreichen einer Bettpfanne sollte der Pflegeempfänger möglichst flach im Bett liegen, die Beine anziehen und das Gesäß anheben, damit die Bettpfanne darunter geschoben werden kann. Anschließend ist das Kopfteil den Wünschen des Pflegeempfängers entsprechend hochzustellen.

Ist der Pflegeempfänger dazu nicht in der Lage, kann er sich im flachgestelltem Bett auf die Seite drehen, die Pflegekraft schiebt dann von der Seite die Bettpfanne unter und der Pflegeempfänger kann sich anschließend wieder auf den Rücken drehen. Danach ist das Kopfteil den Wünschen des Pflegeempfängers entsprechend hochzustellen.

Die Entsorgung des Stuhls und die Reinigung des Pflegeempfängers findet dann nach dem Flachstellen des Bettes und dem Anheben des Gesäßes bzw. Drehen auf die Seite statt. Anschließend ist für eine bequeme Lage des Pflegeempfängers zu sorgen.

Im Bett kommt es aufgrund der ungewohnten Position besonders beim Stuhlgang häufig zu Problemen. In solchen Fällen kann es zu einer Obstipation (Darmverstopfung) mit den daraus folgenden Komplikationen kommen, hier ist eine ballaststoffreiche Ernährung und eine ausreichende Flüssigkeitszufuhr besonders wichtig.

Umgang mit Toilettenstühlen

Toilettenstühle dienen Pflegeempfängern, die nicht auf die Toilette gehen können, aber in der Lage sind aufzustehen. Sie sind höher als normale Toiletten, so dass sie ohne Probleme über die meisten Toiletten gefahren werden können und dem Pflegeempfänger das Hinsetzen und Aufstehen leichter fällt. Dem Pflegeempfänger wird es so ermöglicht, seine Verdauungsangelegenheiten in einer gewohnten, intimen Umgebung zu verrichten. Selbst Pflegeempfängern, die nicht zur Toilette geschoben werden können, ist eine gewohnte Haltung bei der Ausscheidung möglich. Unter dem Nachtstuhl befindet sich in diesem Fall ein einschiebbarer Nachttopf. Hierbei ist auf eine ausreichende Abschirmung von anderen Pflegeempfängern zu achten.

Vorgehen beim Toilettenstuhl

- Sich über die Mobilität des Pflegeempfängers informieren
- Pflegeempfänger über das Vorgehen informieren
- Für Sichtschutz sorgen

- Versichern, dass der Toilettenstuhl festgebremst ist
- Zellstoff/WC-Papier bereitlegen; u. U. auch nassen Waschlappen und Handtuch
- Sitzplatte entfernen, bei Bedarf Nachttopf unterschieben
- Pflegeempfänger beim Umsetzen so weit wie nötig helfen
- Pflegeempfänger vor einem Auskühlen schützen
- Unruhige oder in ihrer Mobilität eingeschränkte Pflegeempfänger unauffällig im Auge behalten
- Pflegeempfänger zur Toilette fahren oder am Bett lassen
- Für eine Möglichkeit sorgen (Klingel etc.), sich bemerkbar zu machen (Funktionskontrolle!)
- Bei Problemen mit der Urinausscheidung einen Wasserhahn laufen lassen
- Nach erfolgter Ausscheidung Handschuhe anziehen; u. U. bei der Reinigung helfen
- Möglichkeit zur Händereinigung bieten
- Inspektion der Ausscheidung, Nachttopf abdecken
- Pflegeempfänger zurück zum Bett/Stuhl bringen
- Nachtstuhl desinfizieren, Nachttopf stationsentsprechend in der Spüle entsorgen (Zellstoff/WC-Papier nicht in die Topfspüle werfen; es kommt oft zu Verstopfungen!)
- Dokumentation der Ausscheidung

Umgang mit Stomabeuteln

Bei einem künstlichen Darmausgang (Anus praeter, Stoma) handelt es sich um eine künstliche Öffnung einer Darmschlinge an der Bauchdecke. Der Stuhl gelangt über diese Öffnung in einen darüber geklebten Beutel (Stomabeutel).

Es gibt zwei verschiedene Systeme: Einteilig und zweiteilig. Beim einteiligen System ist der Beutel fest mit der Klebeplatte verbunden, beides wird zusammen gewechselt. Beim zweiteiligen System wird der Beutel auf die Klebeplatte festgeklickt, dies ermöglicht einen Beutelwechsel ohne Klebeplattenwechsel.

Für beide Systeme gibt es geschlossene und zu öffnende Beutel, letztere können ausgestrichen werden und müssen nicht so häufig gewechselt werden.

Stuhl, besonders aus dem Dünndarm, ist sehr aggressiv und reizt die Haut. Beim Umgang mit Stomabeuteln und Grundplatten ist immer auf eine gute Reinigung und einen Schutz der Haut zu achten. Die Öffnung in der Klebeplatte für den künstlichen Darmausgang ist möglichst klein auszuschneiden, um eine Hautirritation zu vermeiden.

9.2.11 Basale Stimulation beim Waschen

Basal meint hier, dass wir uns der einfachsten und elementarsten Möglichkeiten bedienen wollen, um einen Menschen zu erreichen und um mit ihm in Kontakt zu treten.
Stimulation (stimulieren: anregen, ermuntern) meint, dem Menschen mit schwerer Behinderung positive Angebote zu machen, die ihn ermuntern, mit anderen Personen und der Umwelt in Kontakt zu treten.

Basale Stimulation (von lat. basal = grundlegend und stimulatio = Anreiz, Anregung) bedeutet die Aktivierung der Wahrnehmungsbereiche und die Anregung primärer Körper- und Bewegungserfahrungen sowie Angebote zur Herausbildung einer individuellen nonverbalen Mitteilungsform bei Menschen, deren Eigenaktivität auf Grund ihrer mangelnden Bewegungsfähigkeit eingeschränkt ist und deren Fähigkeit zur Wahrnehmung und Kommunikation erheblich beeinträchtigt ist, z. B. schwer mehrfachbeeinträchtigte Menschen, Schädel-Hirn-Traumatisierte und Menschen mit hemiplegischem, apallischem oder komatösem Syndrom. Mit einfachsten Möglichkeiten wird dabei versucht, den Kontakt zu diesen Menschen aufzunehmen, um ihnen den Zugang zu ihrer Umgebung und ihren Mitmenschen zu ermöglichen und Lebensqualität zu erleben.

Die Basale Stimulation wurde von Prof. Andreas Fröhlich ab 1975 im Rahmen eines Schulversuches entwickelt. Während Fröhlich das Konzept für den Bereich der Sonderpädagogik entwickelte, wurde das Konzept von Christel Bienstein in Zusammenarbeit mit Fröhlich in den Bereich der Pflege übertragen.

Um dem Pflegeempfänger ein normales Körpergefühl zu ermöglichen und somit seine Orientierung und Wahrnehmung zu erhalten bzw. zu fördern, können ihm verschiedene basale Stimulationen und gezielte Informationen über seinen Körper angeboten werden. Solche Angebote können eine dem Körper nachgeformte Ganzkörperwäsche (mit oder gegen die Haarwuchsrichtung), ein bekannter Geruch/Geschmack, ein bekanntes Lied oder Bild o. ä. sein. Die genaue Kenntnis der Vorgeschichte des Pflegeempfängers ist die Voraussetzung, um die richtige Auswahl der Stimuli zu treffen. Bei dieser individuellen Kommunikation zwischen Pflegekraft und Pflegeempfänger wird gezielt auf verbliebene Erinnerungen und frühere Gewohnheiten zurückgegriffen, die in dem Patienten positive Gefühle wecken.

Zielgruppe der Basalen Stimulation in der Pflege

Zur Zielgruppe der Basalen Stimulation gehören alle Menschen, die in ihrer Fähigkeit zur Wahrnehmung, Bewegung und Kommunikation eingeschränkt oder gestört sind:

Bewusstlose, Beatmete, Desorientierte, Somnolente, Schädel-Hirn-Traumatisierte, Sterbende, Pflegeempfänger mit hypoxischem Hirnschaden, Morbus Alzheimer, hemiplegischem, apallischem oder komatösem Syndrom, stark in ihrer Beweglichkeit eingeschränkte Pflegeempfänger, behinderte Menschen und auch Frühgeborene.

Zeitaufwand: Basale Stimulation in der Pflege ist keine Technik, sondern ein pflegerisches Förderkonzept. Dies bedeutet nicht unbedingt einen zeitlichen Mehraufwand, es geht vielmehr darum, die bisherige Pflege anders zu organisieren.

Die beruhigende Ganzkörperwaschung

Ziel

- Beruhigung, Entspannung
- Lösen von Angstzuständen
- Reduzierung der Schweißsekretion
- Reduzierung des Muskeltonus
- Senkung des Blutdrucks (bei Angstzuständen)
- Bewusstmachen des Körperschemas

Zielgruppe: Pflegeempfänger mit Hyperaktivität, Unruhezuständen, Einschlafstörungen, Schmerzzuständen, Ängsten, erhöhtem Muskeltonus und Parkinson.

Durchführung

- Wassertemperatur höher als Körpertemperatur einstellen
- Weicher, ausgewrungener Waschlappen
- Vom Brustkorb ausgehend in Haarwuchsrichtung waschen
- Nachmodellieren des Körpers
- Langsame Durchführung, ruhige Atmosphäre
- Abtrocknen ebenfalls in Haarwuchsrichtung mit einem weichen Handtuch
- Tätigkeiten zwei- bis dreimal wiederholen
- Ggf. warmes Fußbad anbieten

Wirkungsweise

Jedes Körperhaar ist an der Wurzel mit einem Nervengeflecht umgeben, welches die Berührung registriert und diese Information ins Gehirn weiterleitet.

Die belebende Ganzkörperwaschung

Ziel

- Bewusstseinserhöhung
- Aufmerksamkeit des Patienten
- Erhöhung des Muskeltonus
- Bewusstmachung des Körperschemas

Zielgruppe: Patient/innen mit Somnolenz, Depression, Komatöse, zurückgezogene Pflegeempfänger.

Durchführung

- Wassertemperatur niedriger als Körpertemperatur einstellen, 25–27°C
- Härteren, tropfnassen Waschlappen benutzen
- Vom Körperstamm ausgehend, dann Arme und Beine, gegen die Haarwuchsrichtung waschen
- Nachmodellieren des Körpers
- Langsame Durchführung
- Tätigkeiten zwei- bis dreimal wiederholen
- Abtrocknen gegen Haarwuchsrichtung mit rauem Handtuch

Wirkungsweise

Durch das kühlere Wasser kommt es zur Reizung der Haut. Das Führen des Waschlappens gegen die Haarwuchsrichtung regt das Nervengeflecht an der Haarwurzel an. Diese registriert die Berührung und leitet die Information über sensible Bahnen dem Gehirn weiter. Es kommt zur Erhöhung der Aufmerksamkeit.

10 Pflegebehandlungen zur Förderung des Wohlbefindens

10.1 AEDLs

Tab. A.10.1: Die AEDLs frei nach Monika Krohwinkel (vgl. Krohwinkel 2007)

Aktivitäten und existenzielle Erfahrungen	Physikalische und alternative Pflegebehandlungen zur Förderung des Wohlbefindens
01. Kommunizieren: Wahrnehmungsfähigkeit, Ausdruck von Gefühlen, Gestik, emotionale Bedürfnisse, Sprache, Schreiben, Mimik, Hören, Sehen, Erinnerung, Konzentration	Hörgeräte, Brillen, Kopfhörer, eigene Bilder etc., Zugang zu Informationen oder Lektüre, Konzentrationsübungen
02. Sich bewegen	Sportangebote, Spaziergänge, Krankengymnastik, Schwimmen, aktive und passive Kontrakturenprophylaxe
03. Vitale Funktionen des Lebens erhalten: Vitalzeichen, Blutdruck, Blutzucker, Atemfähigkeit, Wärmeregulation	Gesunde Ernährung, Bewegung, Atemübungen, auf Medikamenteneinnahme achten, Vorsorge, Prophylaxen
04. Sich pflegen	Körpergefühl erhalten, auf Gefahren hinweisen, ausreichend trinken, Hygiene, Waschen in Haarrichtung

Tab. A.10.1: Die AEDLs frei nach Monika Krohwinkel (vgl. Krohwinkel 2007) – Fortsetzung

Aktivitäten und existenzielle Erfahrungen	Physikalische und alternative Pflegebehandlungen zur Förderung des Wohlbefindens
05. Essen und Trinken	Ausgewogene Ernährung, appetitliches Anrichten, Abwechslung, angepasste Mengen, Einhalten von Diäten
06. Ausscheiden	Ausreichende Trinkmenge, Bewegung, Ballaststoffe, erreichbares WC
07. Sich kleiden	An das Wetter und Temperaturempfinden des Einzelnen angepasst, Inkontinenz
08. Ruhen und Schlafen	Schlafgewohnheiten, Schlafrhythmus kennen, Schlafstörungen vermeiden, Schlafrituale, Koffein, siehe Kapitel 2.3.7 Schlaf
09. Sich beschäftigen	Bei Bedarf Tag gestalten, Hobbys kennen und fördern, selbständige Aktivitäten fördern, neue Möglichkeiten aufzeigen
10. Sich als Mann/Frau fühlen	Rolle Mann/Frau achten, Sexualität ermöglichen und akzeptieren, Privatsphäre achten
11. Für eine sichere Umgebung sorgen	Helle Räume, keine Stolperfallen, gute Kennzeichnung von Räumen, regelmäßiger Tagesablauf, Privatsphäre achten
12. Soziale Bereiche des Lebens sichern	Bestehende Beziehungen aufrechterhalten, neue Kontakte ermöglichen, Möglichkeiten der Kontaktpflege schaffen, Intimität ermöglichen

10.2 Wickel

Wickel und Auflagen erfordern Zeit (nicht nur die des Pflegepersonals, sondern auch die des Pflegeempfängers) und fördern somit auch die Eigenbeteiligung des Bewohners an seinem Genesungsprozess. Vor dem Auflegen des Wickels sollte der Patient Blase und Darm entleeren, damit die Wickeltherapie nicht unterbrochen werden muss. Der Pflegeempfänger sollte sich entspannen, also während der Anwendung nicht lesen oder fernsehen. Nach Abnahme des Wickels soll der Patient noch ca. eine Stunde ruhen. Wickel sollen nicht unmittelbar nach einer Mahlzeit verabfolgt werden.

Wirkung

- Sie unterstützen die körpereigenen Heilungsprozesse.
- Sie bringen rechtzeitige Entspannung, bevor Schmerzen und Fehlfunktionen auftreten.
- Sie stärken und unterstützen ein geschwächtes Organ.
- Sie fördern die Atemtiefe.
- Sie wirken schleimlösend.
- Sie wirken lindernd bei Unruhe, Nervosität, Schlafstörungen, Krämpfen.
- Sie wirken temperatursenkend und regen die Schweißbildung an.
- Sie wirken schmerzlindernd.
- Sie wirken durchblutungsfördernd (kalte Füße).
- Aufgrund der dabei entstehenden Berührung vermitteln sie menschliche Nähe.

Allgemeines Material

- 1 bis 2 Baumwoll- oder Leinentücher (Geschirrtücher) als Innentücher, etwas größer zusammenlegen als die zu behandelnde Stelle
- Ein Bade- oder Wolltuch als Außentuch, dieses sollte so groß sein, dass es um den zu behandelnden Körperteil gelegt und auch noch zum Befestigen verwendet werden kann

- Schüssel mit Wasser
- Nässeschutz
- Einige Sicherheitsnadeln

Kalte Wickel

Kalte Anwendungen regen die Durchblutung der Haut und den Stoffwechsel an, beruhigen und senken Fieber, nach eineinhalb bis zwei Stunden führen sie zu starkem Schweißausbruch. Bei kurzzeitiger Kälteeinwirkung kommt es zu einer Hemmung der Schmerzempfindlichkeit und einer Erhöhung der Muskelspannung. Eine längere Abkühlung der Gewebe führt zu einer Entzündungshemmung und kann einen positiven Einfluss auf eine krankhaft erhöhte Muskelspannung (Spastizität) haben. Der Effekt dauert auch noch an, wenn die Kälte nicht mehr wirkt.

Kreislaufreaktionen sind bei Kälte seltener als bei Wärmeanwendungen.

Wenn die anschließende Erwärmung des behandelten Körperbereichs zu lange ausbleibt, muss, wenn erlaubt, mit einer Heizdecke oder Wärmflasche nachgeholfen werden. Frösteln die Patienten bei der Anwendung, wird sofort unterbrochen, trockengerieben und im Bett durch eine Heizdecke oder Wärmflasche für rasche Erwärmung gesorgt.

Anwenden bei

- Akuten Gelenkschmerzen
- Hexenschuss
- Verstauchungen, Prellungen
- Verrenkungen
- Oberflächlichen Venenentzündungen und Fieber

Nicht anwenden bei

- Durchblutungsstörungen
- Kälteempfindlichkeit
- Asthma

Tritt statt des Kältegefühls ein Kälteschmerz auf, beenden Sie die Kältetherapie sofort. 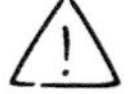

Warme Wickel

Wärmeanwendungen weiten die Blutgefäße und führen so zu einer besseren Versorgung des Gewebes. Heiße Bäder oder größere Packungen können Herz und Kreislauf belasten. Viele Wärmeanwendungen können gut zu Hause durchgeführt werden. Bei chronischen Schmerzen zeigen die Wohltaten der Wärme sich zwar relativ schnell, um eine Dauerwirkung zu erzielen, sollten aber schon mindestens drei Wochen oder länger durchgehalten werden.

Anwenden zur

- Schmerzdämpfung
- Stoffwechselanregung
- Durchblutungsförderung
- Muskelentspannung
- Verbesserung von chronischen Entzündungen

Ein überaus günstiger Nebeneffekt ist die erholsame Wirkung. Das akut entzündete Gelenk reagiert positiv auf Kälte, das chronisch schmerzende Gelenk mag Wärme.

Nicht anwenden bei

- Akut entzündlichen Vorgängen
- Blutungen, akuten Verletzungen
- Fieber, Infektionen
- Venenerkrankungen
- Ödemen

Anlegen s. o., die Temperatur des Tuches sollte am Handgelenk geprüft werden. Die Wickel bleiben so lange angelegt, wie sie als angenehm empfunden werden (5–15 min). Dann abnehmen, Haut gut trocknen und mit einem trockenen Außentuch eingewickelt mindestens 15 min ruhen lassen.

10.3 Ätherische Öle

Konzentration: Zitronenöl
Entspannung: Lavendel, Melisse, Kamille
Beruhigung: Der Duft von Ylang-Ylang soll beruhigend wirken.
Angstlösend: Basilikum, Benzoe, Bergamotte, Geranie, Jasmin, Lavendel, Mandarine, Melisse, Muskatellersalbei, Neroli (Bitterorangenblüten), Orange, Patschuli, Pampelmuse, Römische Kamille, Rose, Sandelholz, Vetiver, Ylang-Ylang, Zeder.

11 Informationen über den Pflegealltag

11.1 Häusliche Pflege

Bei häuslicher Pflege hat man die Wahl zwischen Geldleistungen, Pflegesachleistungen oder einer Kombination aus beidem (Stand 2021).

Geldleistung

Wenn der Pflegebedürftige die notwendige Grundpflege und hauswirtschaftliche Versorgung selbst organisiert, z. B. durch einen Angehörigen oder Nachbarn, erhält er Geldleistungen in Form von **Pflegegeld**, um die Pflegeperson zu bezahlen.

Pflegegeld pro Monat

Das Pflegegeld erhält ein Pflegebedürftiger, wenn er nicht von einem Pflegedienst, sondern von einem Angehörigen, einem Ehrenamtlichen oder einer sonstigen Privatperson zuhause gepflegt wird.

Pflegegrad	**Pflegegeld pro Monat** (Stand 2021)
1	0 Euro
2	316 Euro
3	545 Euro
4	728 Euro
5	901 Euro

Pflegesachleistung pro Monat

Die Pflegesachleistung betrifft alle pflegerischen Hilfen, die **zuhause** von professionellen Kräften für ambulante Pflege geleistet werden.

Pflegegrad	**Pflegesachleistungen pro Monat** (Stand 2021)
Pflegegrad 1	0 Euro
Pflegegrad 2	689 Euro
Pflegegrad 3	1.298 Euro
Pflegegrad 4	1.612 Euro
Pflegegrad 5	1.995 Euro

Pflegegeld und Pflegesachleistungen können auch kombiniert werden. Bei einer 20 %igen Pflege durch einen ambulanten Pflegedienst und einer 80 %igen Pflege durch einen Angehörigen werden 20 % der Pflegesachleistungen und 80 % des Pflegegelds bezahlt.

Vollstationäre Leistung

Vollstationäre Pflege ist die Pflege in einem **speziellen Pflegeheim.** Bezahlt werden aber nur die Kosten der Pflege. Für Unterkunft und Verpflegung muss der Pflegebedürftige selbst aufkommen.

Pflegegrad	**Vollstationäre Pflegesachleistungen pro Monat** (Stand 2021)
Pflegegrad 1	0 Euro
Pflegegrad 2	770 Euro
Pflegegrad 3	1262 Euro
Pflegegrad 4	1775 Euro
Pflegegrad 5	2005 Euro

Verhinderungspflege

Wenn die pflegende Person erkrankt oder in den Urlaub fährt, kann der Pflegebedürftige für bis zu vier Wochen im Jahr eine so genannte Ersatzpflege beantragen. Voraussetzung dafür ist allerdings, dass die Pflegeperson den Bedürftigen seit mindestens zwölf Monaten betreut. Verhinderungspflege wird nicht zusätzlich zum

Pflegegeld (Barleistung) gezahlt. Der Anspruch auf Pflegegeld (Barleistung) entfällt in dieser Zeit.

Tab. A.11.1: Verhinderungspflege (Stand 2021)

Pflegegrade	Verhinderungspflege durch nahe Angehörige oder Verwandte	Verhinderungspflege durch sonstige Personen
Pflegegrad 1	Kein Anspruch	Kein Anspruch
Pflegegrad 2	474 € (1,5-Faches von 316 € Pflegegeld)	1.612 €
Pflegegrad 3	817,50 € (1,5-Faches von 545 € Pflegegeld)	1.612 €
Pflegegrad 4	1.092 € (1,5-Faches von 728 € Pflegegeld)	1.612 €
Pflegegrad 5	1.351,50 € (1,5-Faches von 901 € Pflegegeld)	1.612 €

Tages- und Nachtpflege

Pflege zum Teil zu Hause, zum Teil aber tagsüber oder in der Nacht in einer Einrichtung (Stand 2021):

Pflegegrad 1 bis zu 125 Euro
Pflegegrad 2 689 Euro
Pflegegrad 3 1.298 Euro
Pflegegrad 4 1.612 Euro
Pflegegrad 5 1.995 Euro

Kombination: Pflegegeld und Sachleistungen

Der Pflegedienst bekommt sein Geld zuerst.

Nehmen Pflegeempfänger die Hilfe von Pflegediensten in Anspruch und werden darüber hinaus aber auch noch von Angehörigen versorgt, können sowohl Sachleistungen (für den Pflegedienst), als auch Pflegegeld bewilligt werden.

Dabei wird zunächst die Sachleistung bezahlt und zwar maximal in Höhe des bewilligten Pflegegrads. Wird nur ein Teil der bewilligten Sachleistungen (Pflegedienst) verbraucht, so hat der Pflegeempfänger Anspruch auf eine Teilauszahlung des Pflegegelds.

Die Berechnung ist nicht unbedingt logisch:
Ein Pflegeempfänger im Pflegegrad 2 nimmt Sachleistungen (Pflegedienst) in Höhe von 385,00 Euro in Anspruch. Das sind aber nur 50 % der bewilligten Gesamtsumme für Sachleistungen (770 Euro). Jetzt hat er noch Anspruch auf 50 %. Die werden aber nicht von den Sachleistungen berechnet, sondern vom Pflegegeld. 50 % von 770,00 Euro sind dann noch 385,00 Euro.

Je weniger die Pflege durch einen Pflegedienst kostet, desto mehr kann ein Versicherter für die Laienpflege bekommen.

11.2 Ambulante, teilstationäre und stationäre Pflege

Ambulante Pflege

Ambulante Pflegeeinrichtungen (Pflegedienste) pflegen und versorgen Pflegebedürftige bei Bedarf in der Grund- und Behandlungspflege und in hauswirtschaftlichen Dingen in ihrer Wohnung. Der Pflegebedürftige muss aber soweit selbständig sein, dass er sich zwischen den Besuchen des Pflegedienstes (maximal dreimal täglich) selbst versorgen kann. Ambulante Pflegeeinrichtungen sind selbständig wirtschaftende Einrichtungen, die unter ständiger Verantwortung einer ausgebildeten Pflegefachkraft stehen.

- Grundpflege nach dem Leistungskatalog der Pflegekassen, z. B. Körperpflege, waschen, baden, betten und lagern, Inkontinenzversorgung, an- und auskleiden und Mobilisation
- Behandlungspflege, z. B. Injektionen und Infusionen, Verabreichung von Medikamenten, Einreibungen, Blutdruck- und Blutzuckerkontrolle, Wundversorgung
- Hauswirtschaftliche Versorgung, z. B. putzen, waschen, kochen, bügeln, einkaufen
- Kurzzeitpflege dient der Entlastung von pflegenden Angehörigen, wenn diese durch Urlaub, Kur, Krankheit u. a. für eine befristete Zeit nicht in der Lage sind, ihren Angehörigen selbst zu betreuen.

Teilstationäre Pflege

Teilstationäre Pflegeeinrichtungen (Tages- oder Nachtpflege) versorgen Pflegebedürftige für einen wesentlichen Zeitraum des Tages oder der Nacht, an einigen oder allen Wochentagen. Sie werden hier in selbständig wirtschaftenden Einrichtungen, unter der ständigen Verantwortung einer ausgebildeten Pflegefachkraft untergebracht und verpflegt. Ziele der Tagespflege sind unmittelbare oder mittelbare Wiederherstellung, Erhaltung und Verbesserung der körperlichen, geistigen und sozialen Selbstständigkeit älterer Menschen. Die teilstationäre Pflege wird nur im Einzelfall gewährt, wenn es unbedingt notwendig ist. Dies ist z. B. der Fall, wenn die Pflegeperson wieder arbeiten geht und der Pflegebedürftige in diesem Zeitraum nicht unbeaufsichtigt bleiben kann.

Kurzzeitpflege

Einen Anspruch auf Kurzzeitpflege haben Pflegebedürftige der Pflegegrade 2 bis 5.

Der Höchstbetrag ist unabhängig davon, in welchem Pflegegrad der Pflegebedürftige eingestuft ist. Die Kurzzeitpflege umfasst

Grundpflege, medizinische Behandlungspflege und soziale Betreuung. Die Unterkunfts- und Verpflegungskosten (»Hotelkosten«) sind nicht inbegriffen.

Die Kurzzeitpflege findet in einer vollstationären Einrichtung (s. u.) statt.
Für bis zu acht Wochen im Kalenderjahr übernehmen die Pflegekassen die Kosten für pflegebedingte Aufwendungen in Höhe von 1.612 Euro. Dieser Betrag kann um bis zu 1.612 Euro aus nicht verbrauchten Mitteln der Verhinderungspflege erhöht werden. Das ergibt einen Leistungsanspruch von bis zu 3.224 Euro.

Pflegebedürftige im Pflegegrad 1 können den Entlastungsbetrag von monatlich bis zu 125 Euro für die Leistungen der Kurzzeitpflege verwenden.

Stationäre Pflegeeinrichtungen

In stationären Pflegeeinrichtungen (Pflegeheime) einschließlich Kurzzeitpflegeeinrichtungen werden Pflegebedürftige ganztägig untergebracht, wo sie gepflegt und verpflegt werden können. Sie sind selbständig wirtschaftende Einrichtungen unter ständiger Verantwortung einer ausgebildeten Pflegefachkraft. Da die Nachfrage nach dem klassischen Altenheim stark abgenommen hat, ist die bisherige Unterteilung der stationären Pflege in Altenwohnheim, Altenheim und Altenpflegeheim nicht mehr zeitgemäß. Altenwohnheime entwickeln sich immer häufiger zu betreutem Wohnen, aus Altenheimen werden oft Pflegeheime. Häufig gibt es Kombinationen aus mehreren Formen, so dass es möglich ist, bei verschlechtertem Gesundheitszustand nicht in ein anderes Heim, sondern einfach in eine andere Abteilung der Einrichtung umzuziehen.

Altenwohnheime/Betreutes Wohnen

Hier hat der Pflegeempfänger eine geschlossene, kleine Wohnung mit seinen Möbeln im Heim und ist für seinen Haushalt selbst verantwortlich. Er kümmert sich um seine Grundpflege (waschen usw.) und die Haushaltsarbeiten selbst und auch die Versorgung mit Nahrung organisiert er selbst. Wenn der Pflegebedürftige Hilfe benötigt, kann er sich über eine Notrufanlage melden und bekommt sofort die benötigte Hilfe. Der Pflegeempfänger wird in seiner Autonomie nicht eingeschränkt, bekommt aber in Notfällen Unterstützung. Weitergehende Pflegeleistungen (z. B. Einkaufsservice, Arztfahrten) können bei Bedarf oft dazu gekauft werden.

Altenheime/Seniorenresidenzen

Die Bewohner eines Altenheims haben in den meisten Fällen eine (noch) geringe Pflegebedürftigkeit. Im Altenheim haben die Pflegeempfänger Einzel- oder Doppelzimmer mit Bad/Nasszelle, die sie teilweise mit eigenem Mobiliar ausstatten können. Die Führung des Haushalts und in den meisten Fällen die Verpflegung über Vollpension wird vom Heim übernommen. Ein eigener Pflegedienst und eine medizinische Pflegeabteilung gehören zur Ausstattung des Heims.

Altenpflegeheime

In Altenpflegeheimen ist die Pflegebedürftigkeit der Bewohner schon stärker ausgeprägt. Die Unterbringung erfolgt in Einzel- oder Mehrbettzimmern und Pflege erfolgt rund um die Uhr. In einem Pflegeheim können auch schwierige Pflegefälle, geistig oder körperlich Behinderte und Komapatienten versorgt werden.

Hospiz

Ein Hospiz bezeichnet weniger eine tatsächliche Einrichtung, sondern ein umfassendes Konzept zur Versorgung sterbenskranker Menschen. Menschen werden in ihrem letzten Lebensabschnitt versorgt und bis zum Tod begleitet. Im Hospiz findet nur noch die Behandlung von Schmerzen, Übelkeit und Luftnot statt. Außerdem erhalten Pflegebedürftige und Angehörige eine umfassende psychologische und seelsorgerische Betreuung sowie Trauerbegleitung. Die Versorgung sterbenskranker Menschen kann ambulant, teilstationär oder stationär erfolgen.

Palliativstation

Auf Palliativstationen werden Menschen behandelt, die unter den Folgen einer nicht heilbaren Erkrankung leiden (Schmerz, Übelkeit, Erbrechen, Luftnot). Ziel ist es, einen möglichst beschwerdefreien/-armen letzten Lebensabschnitt, wenn möglich zu Hause oder im Hospiz zu ermöglichen. Auch eine häusliche Versorgung durch einen Palliativdienst ist u. U. möglich.

Die zugelassenen Krankenhäuser und Rehabilitationseinrichtungen sind verpflichtet, mit zugelassenen Pflegeeinrichtungen eng und vertrauensvoll mit dem Ziel zusammenzuwirken, den unmittelbaren Übergang von der Krankenhaus- oder Rehabilitationsbehandlung unter Wahrung der Wahlfreiheit der Pflegebedürftigen zu einer notwendigen Pflege durch eine zugelassene Pflegeeinrichtung sicherzustellen. Hierüber schließen die Landesverbände der Pflegekassen gemeinsam mit den Vereinigungen der Träger von Pflegeeinrichtungen und, soweit solche nicht existieren, mit den einzelnen Trägern von Krankenhäusern, Rehabilitationseinrichtungen und Pflegeeinrichtungen Vereinbarungen ab. Diese Vereinbarungen sind für die zugelassenen Krankenhäuser und Rehabilitationseinrichtungen sowie für die Pflegeeinrichtungen und Pflegekassen im Land unmittelbar verbindlich.

11.3 Pflegeversicherung

Die Pflegeversicherung wurde zum 1. Januar 1995 mit dem Sozialgesetzbuch XI (SGB XI) eingeführt (»Gesetz zur sozialen Absicherung des Risikos der Pflegebedürftigkeit, Pflegeversicherungsgesetz – PflegeVG«). Die Pflegeversicherung ist eine Pflichtversicherung des deutschen Sozialversicherungssystems und übernimmt für pflegebedürftige Personen einen Teil der Kosten für häusliche oder stationäre Pflege. Die Pflegekassen sind die Träger der Pflegeversicherung, wobei die Aufgaben der Pflegekassen von den Krankenkassen ausgeübt werden. Jede gesetzlich krankenversicherte Person wurde mit Inkrafttreten des SGB XI in die soziale Pflegeversicherung aufgenommen, und alle in einer privaten Krankenversicherung Vollversicherten wurden automatisch Mitglieder der privaten Pflegeversicherung.

Definition »pflegebedürftig«

Als »pflegebedürftig« im Sinne des Gesetzes gelten Personen, die aufgrund von körperlichen, geistigen oder seelischen Erkrankungen oder Behinderungen für eine Dauer von mindestens sechs Monaten einen erheblichen Hilfebedarf bei den gewöhnlichen und regelmäßigen wiederkehrenden Verrichtungen im Ablauf des täglichen Lebens haben. Diese Verrichtungen sind im Einzelnen:

- Körperpflege: waschen, duschen, baden, Zahnpflege, kämmen, rasieren, wasserlassen und Darmentleerung
- Ernährung: das mundgerechte Zubereiten und die Aufnahme der Nahrung
- Mobilität: selbstständiges Aufstehen und Zu-Bett-Gehen, an- und auskleiden, gehen, stehen, verlassen und wiederaufsuchen der Wohnung
- Hauswirtschaftliche Versorgung: einkaufen, kochen, Reinigung der Wohnung, spülen, wechseln und waschen der Wäsche und Kleidung, heizen

So beantragen Sie Leistungen

Die Pflegeversicherung ist an die Krankenversicherung gebunden. Ist man nicht – weder gesetzlich noch privat – kankenversichert, so ist man auch nicht pflegeversichert. Im Notfall muss das Sozialamt einspringen.

Um Leistungen aus der Pflegeversicherung zu beziehen, muss ein Antrag bei der in der Krankenkasse eingerichteten Pflegekasse gestellt werden.

Die Krankenkasse beauftragt dann den Medizinischen Dienst der Krankenversicherung (MDK, bzw. die Medicproof GmbH bei privat Versicherten), welcher die Pflegebedürftigkeit prüft. Ein Gutachter bewertet den genauen Pflegebedarf vor Ort. Ein »Pflegetagebuch«, das über einen längeren Zeitraum (z. B. zwei Wochen) geführt wird und präzise alle notwendigen Verrichtungen dokumentiert, hilft, den Bedarf zu untermauern. Anschließend erstellt der Arzt des MDK ein Gutachten, in dem der Zeitbedarf für die Pflege und die hauswirtschaftliche Versorgung festgelegt wird. Aufgrund dieses Gutachtens stuft die Krankenkasse den Pflegebedürftigen in einen Pflegegrad ein und schickt den Bescheid an den Antragsteller. Der Pflegegrad bestimmt die Höhe der Leistungen, die der Pflegebedürftige erhält.

Die Pflegegrade (Einteilung über den Medizinischen Dienst im Gesundheitswesen (MDK))

Pflegegrad 1: Geringe Beeinträchtigung der Selbstständigkeit
Pflegegrad 2: Erhebliche Beeinträchtigung der Selbstständigkeit
Pflegegrad 3: Schwere Beeinträchtigung der Selbstständigkeit
Pflegegrad 4: Schwerste Beeinträchtigung der Selbstständigkeit
Pflegegrad 5: Schwerste Beeinträchtigung der Selbstständigkeit mit besonderen Anforderungen an die pflegerische Versorgung

Die Leistungen der Pflegeversicherung

Die Leistungen der Pflegeversicherung sind abhängig von der Pflegeform (stationär, häuslich usw.) und vom Pflegegrad. Außerdem können noch Zuschüsse für Pflegehilfsmittel, technische Hilfsmittel, zusätzliche Betreuungsleistungen und für die soziale Absicherung der Pflegeperson beantragt werden.

11.4 Hilfsmittel

Ein Hilfsmittel ist ein Gegenstand oder ein Gerät und muss unmittelbar auf die Behinderung selbst ausgerichtet sein und die beeinträchtigte Körperfunktion wiederherstellen, ermöglichen, ersetzen, erleichtern oder ergänzen bzw. zur Befriedigung von allgemein lebensnotwendigen Grundbedürfnissen (z. B. Ernährung, Hygiene, Fortbewegung) erforderlich sein.

Was zählt zu den anerkannten Hilfsmitteln?

Apotheken und Sanitätshäuser verfügen normalerweise über einen Hilfsmittelkatalog entsprechend der Hilfsmittelrichtlinien des Gemeinsamen Bundesausschusses. Hier bekommen Sie genaue Informationen, wie viel die Krankenkasse oder Berufsgenossenschaft zahlt und wie hoch ihr Eigenanteil ist.

Die Ablehnung einer Kostenübernahme kann mit der fehlenden Nennung im Hilfsmittelverzeichnis nicht begründet werden!

Teil B: Grundlagen der Anatomie, Physiologie des Körpers, Erkrankungen, Maßnahmen

1 Die Haut

1.1 Anatomie und Physiologie der Haut

Unsere Haut bedeckt mit 1,6–2 m^2 unseren gesamten Körper und wiegt ungefähr 1/6 unseres Körpergewichtes.

Oberhaut

Anatomie

- Hornschicht, die an den Handinnenflächen und den Fußsohlen bis zu mehrere Millimeter dick ist
- Die Oberhaut besitzt keine Blutgefäße und keinen Stoffwechsel
- Säureschutzmantel

Physiologie

- Die oberste Hornschicht wird regelmäßig abgestoßen, der Mensch »häutet« sich etwa alle 27 Tage.
- Produktion von Melanin (Hautfarbstoff), Schutz vor UV–Strahlung, »Hautbräuner«
- Schutz vor Wasserverlust
- Schutz vor äußeren, schädigenden Einflüssen

Lederhaut

Anatomie

- Elastisches Bindegewebe
- Zwischen 0,3 mm und 2,4 mm an den Hand- und Fußsohlen dick
- Von feinen Blutgefäßen, welche die Oberhaut und die Lederhaut mit Nährstoffen versorgen, durchzogen
- Druck-, Wärme-, Kälte-, Tast- und Schmerzrezeptoren
- Talgdrüsen
- Ausgang von Schweißdrüsen, die sich im Übergang zur Unterhaut befinden

Physiologie

- Sinnesorgan: 1 cm² unserer Körperoberfläche enthält mit unterschiedlicher Verteilung über 100 Sinneszellen und Rezeptoren, z. B. 2 Wärmepunkte, 12 Kältepunkte, 25 Druckpunkte, 100 Tastpunkte
- Temperaturregulation: Schweißdrüsen

Unterhaut

Anatomie

- Lockeres Bindegewebe, in das wie kleine Kissen Fettpolster eingelagert sind
- Verbindung mit der Muskulatur
- Ausläufer der festen Fasern der Lederhaut verbinden sie direkt mit dem unter der Unterhaut liegenden Bindegewebe (Haltebänder). Je nach Stärke der Haltebänder lässt sich die Haut auf ihrer »Unterlage« verschieben (auf dem Handrücken) oder nicht verschieben (unter der Fußsohle).

Temperaturregulation und Wundverschluss

- Wärme: Durch normale Wärmestrahlung oder eine Erweiterung der Blutgefäße (größere Oberfläche) wird Wärme abgegeben, ebenso durch vermehrte Verdunstung (schwitzen), im Notfall bis zu 1000 ml Schweiß in der Stunde. Die normale Schweißproduktion dient der Feuchthaltung der Haut und der Produktion des schützenden Säuremantels.
- Kälte: Blutgefäße und Haut ziehen sich zusammen. Diese »Gänsehaut« dient auch dazu, die vorhandenen Haare zu einem dichten »Fell« aufzustellen und ein zusätzliches Luftpolster zu bilden.
- Verschluss von Wunden: Durch Absonderung von Flüssigkeiten kommt es zum Verschluss und zum Auflösen von abgestorbenen Hautteilen. Zellen wachsen in die Wunde und beginnen den Neuaufbau.

1.2 Beobachtung der Haut

Gesunde Haut ist

- Warm
- Gut durchblutet
- Elastisch (Die Hautspannung hängt u. a. vom Alter und der Ernährung ab, bei älteren Menschen lässt sie nach)
- Weder feucht noch trocken
- Sauer (pH–Wert von 5,5), damit
  - die Haut spezielle Fette produzieren kann, die sich zu einer abdichtenden Formation anordnen können
  - abgestorbene Hautzellen sich ablösen können
- Weiß über gelblich und rötlich bis hin zu schwarz, abhängig von der Herkunft und der »genossenen« Sonneneinstrahlung, der Durchblutungsstärke, der Lage der Kapillargefäße, der Hautdicke, dem Geschlecht, dem Alter, der Körperregion, der Ernährung und Hormonen.

- Bei der gesunden Haut ist eine gezogene Hautfalte nach dem Loslassen gleich wieder glatt, eine mit dem Finger gedrückte Delle schnell wieder weg.

Tab. B.1.1: Hautfarbe (bezogen auf einen hellen Hautton)

Farbe	Ursachen (Beispiele)
Blass	Kälte, Krankheit, Schock/Schreck, Blutverlust, Durchblutungsstörungen
Fieber	, Anstrengung, Psyche (Wut etc.), Bluthochdruck, Verbrennungen, Entzündungen, Hauterkrankungen, Allergie
Blau	Kälte, Sauerstoffmangel bei Herz-/Lungenerkrankungen, zuerst an den Lippen sichtbar
Braun	UV-Licht, Lebererkrankung
Marmoriert	Kälte, starke Durchblutungsstörungen, Sterbende
Gelb	Leber-/Gallenerkrankungen, in den Augen beginnend
Kirschrot	Kohlenmonoxidvergiftung (durch alte Kohleöfen)

Tab. B.1.2: Weitere Hautveränderungen

Hautveränderung	Ursachen (Beispiele)
Punktförmige Blutungen	Störung der Blutgerinnung
Schlaff	Fehlende Flüssigkeit, unzureichende Ernährung
Schuppig	Fehlende Flüssigkeit, Hauterkrankungen
Einblutungen	Verletzungen (Stürze, Bewegungsstörungen)

Tab. B.1.2: Weitere Hautveränderungen – Fortsetzung

Hautveränderung	Ursachen (Beispiele)
Kleine rote, stark juckende Bläschen und Flächen, Juckreiz	Krätze
Kleine, rote oder blaurote Quaddeln	Flohbisse
Wunden, Geschwüre etc.	
Austrocknung, Reizungen und daraus folgende Entzündungen und Allergien	Neutraler oder alkalischem pH-Wert in der Hornschicht, fehlende Produktion von Fetten, bei einer trockenen Haut bleiben gezogene Hautfalten lange stehen.
Kratzspuren	Flohbisse, Allergien, Diabetes, Trockenheit
Wasseransammlungen (Ödeme)	Herzerkrankungen, Nierenerkrankungen, Verbrennungen; Entzündungen. Ödeme entstehen an verschiedenen Körperstellen, sie bilden sich bei bettlägerigen Pflegeempfängern oft an den tiefsten Stellen. Sie sind unbedingt dem Arzt oder der verantwortlichen Kraft zu melden. Beim Eindrücken von ödematöser Haut entsteht eine Delle, die sich nur langsam zurückbildet. Später kommt es zu einer bläulichen Verfärbung und einer glänzenden Haut. Die Betroffenen nehmen an Gewicht zu und müssen deshalb regelmäßig gewogen werden. Ödeme führen zu einer schlechteren Versorgung der betroffenen Gebiete mit Sauerstoff und Nährstoffen, hierdurch sind solche Pflegeempfänger besonders dekubitusgefährdet!

Besondere Aufmerksamkeit benötigen die Füße von Diabetikern.

Wunden

Eine Wunde ist eine Trennung von zusammenhängendem Gewebe an äußeren oder inneren Körperoberflächen mit oder ohne Gewebsverlust.

Wundheilung

Entzündungsphase

Blut tritt aus der Wunde.

- Eingedrungene Stoffe werden aus der Wunde gespült.
- Blutgerinnung
- Fresszellen säubern die Wunde.

Granulationsphase

- Entstehung eines gitterartigen Netzes aus Thrombinfasern

Epithelierungsphase

- Über den Epithelzellen bildet sich neue Haut.

Dekubitus: Risiko, Risikoeinschätzung und Prophylaxen

Dekubitus (Druckgeschwür)

Örtlich begrenzte Schädigung der Haut und des darunterliegenden Gewebes. Gefährdet sind besonders Stellen, an denen die Haut direkt, ohne Fettpolster, auf einem Knochen liegt.

Eine Rötung der Haut, die spätestens 10 min nach Entlastung der entsprechenden Hautpartie nicht verschwunden ist, bedeutet den Beginn eines Dekubitus.

Ursachen

- Längere Druckeinwirkung (mehr als 2 h) auf die Haut
  - Blutgefäße werden abgedrückt, die Haut kann nicht mehr mit Sauerstoff und Nährstoffen versorgt werden.
  - Dieses Gefühl kennt jeder, dem schon einmal ein Arm oder ein Bein »eingeschlafen« ist. Ein Kribbeln an der Stelle führt dann dazu, dass diese Stelle durch Lageveränderung entlastet wird und das Blut wieder zirkulieren kann. Dieser Schutz funktioniert normalerweise sogar im Schlaf. Besteht diese Schutzfunktion nicht, kommt es nach ca. 2 h zu einer Unterversorgung des Gewebes bis hin zum Absterben von Zellen.
- Scherkräfte: Verschieben von der Oberhaut gegen die Unterhaut, z. B. beim Hochziehen eines Pflegeempfängers im Lehnstuhl

Drei Faktoren spielen eine wichtige Rolle bei der Entstehung eines Dekubitus:

- **Individuelle Gefährdung** durch Vorerkrankungen usw.
- **Zeit** (Dauer der Belastung)
- **Druck** (wird die Blutzufuhr ganz oder nur teilweise unterbrochen)

Dekubitalgeschwüre werden nach W. O. Seiler in vier Stadien eingeteilt

Stadium 1: Nicht wegdrückbare, umschriebene Hautrötung bei intakter Haut. Weitere klinische Zeichen können Ödembildung, Verhärtung und eine lokale Überwärmung sein.
Stadium 2: Teilverlust der Haut. Der Druckschaden ist oberflächlich und kann sich klinisch als Blase, Hautabschürfung oder flaches Geschwür (Oberflächenzerstörung durch Gewebszerfall an Haut und/oder Schleimhaut) darstellen.
Stadium 3: Verlust aller Hautschichten mit Schädigung oder Nekrose (abgestorbenes Gewebe) der Unterhaut, die bis auf, aber nicht unter, den darunterliegenden Muskel reichen kann. Der Dekubitus zeigt sich als tiefes, offenes Geschwür.

Stadium 4: Verlust aller Hautschichten mit ausgedehnter Zerstörung, Gewebsnekrose oder Schädigung von Muskeln, Knochen, Sehnen oder Gelenkkapseln.

Gefährdete Hautpartien

- Rückenlage: Hinterkopf, Kreuzbein, Steißbein, Fersen, Zehenspitzen, Ellenbogen, Schulterblatt
- Seitenlage: Ohrmuschel, Trochanter, Fußaußenkante und -knöchel, Fußinnenknöchel, Schulter, Ellenbogen, Darmbeinkamm, Knie außen/innen
- Im Sitzen: Sitzbeinhöcker, Ellenbogen, Ferse

Risikofaktoren

- Empfindungsstörungen
- Bewusstseinsstörungen
- Bewegungseinschränkungen: Schienen, Verbände, Lähmungen, Bettlägerigkeit
- Reduzierter Allgemeinzustand, Über-/Untergewicht
- Stoffwechselkrankheiten: Diabetes mellitus
- Herz-Kreislauf-Erkrankungen: Durchblutungsstörungen
- Druckeinwirkung: Krümel, Falten im Laken, nicht gepolsterte Bettgurte, Schläuche aller Art, Katheter, Drainagen etc.; Gegenstände wie Kämme und Kugelschreiber, die im Bett liegen bleiben, schlecht sitzende Schuhe und elastische Kleidung (Gummibänder!) bei gestörter Schmerzwahrnehmung
- Feuchte Haut: Schweiß, Wundsekrete, Urin oder Stuhl

Auf gar keinen Fall darf zum Trocknen der Haut ein Föhn verwendet werden, weil es aufgrund der oftmals vorhandenen Nervenschädigung zu Verbrennungen kommen kann.

Ältere Menschen sind aufgrund ihrer abnehmenden Mobilität, der Veränderung der Haut und anderen altersbedingten Erkrankungen besonders gefährdet.

Auch an Körperstellen, die bei Alltagsaktivitäten besonders belastet werden – zum Beispiel die Hände eines Rollstuhlfahrers – können sich Druckgeschwüre entwickeln.

Erstes Anzeichen eines Dekubitus ist eine Rötung der Haut, die nicht sofort nach Entlastung wieder verschwindet!

Gefährdete, gerötete Stellen müssen deshalb besonders sorgfältig beobachtet werden.

Dekubitusprophylaxe

Vermeidung von längerem Druck:

- Alle zwei Stunden andere Körperlage (Mikrolagerung/45/90 Gradlagerung)
- Alle vier bis sechs Stunden andere Körperlage mit entsprechender Matratze
- Weichlagerung eines Körperteils mit Hilfe von speziellen Kissen
- Freilagern ohne Bettkontakt
- Gerötete Haut nicht massieren
- Bei übergewichtigen Pflegeempfängern zwischen den vorhandenen Hautfalten (Bauchfalten, Leiste, unter den Brüsten) eine Gaze legen, um ein Aufweichen der Haut zu vermeiden

Das frühzeitige Erkennen eines Dekubitus erfordert unsere ständige Aufmerksamkeit, wir sollten jede Möglichkeit der Hautkontrolle nutzen, um den Pflegeempfänger vor unnötigem Schaden zu bewahren.

Folgende Hilfsmittel sollten nicht eingesetzt werden

- Mit Wasser gefüllte Kissen oder Schläuche haben eine zu kleine Auflagefläche.

- Synthetische oder echte Schaffelle fühlen sich zwar angenehm an, entlasten die Haut aber nicht. Felle auf einer druckverteilenden Matratze vermindern deren Wirksamkeit.
- Ringkissen führen dazu, dass das Gewebswasser (Lymphe) nicht mehr richtig abfließen kann. Es kommt zu einer schlechteren Durchblutung. Die Gefahr, ein Druckgeschwür zu entwickeln, steigt.
- Das Kühlen mit Eis und das Trocknen der Haut mit dem Föhn sollte es schon länger nicht mehr geben, es schadet der Haut.

Vitamine, die für die Haut eine wichtige Rolle spielen

Vitamin A und Betacarotin

- Fördern das Wachstum und die Erneuerung der Oberhautzellen. Sie sollen Alterungsprozesse hinauszögern, altersbedingte Schäden verringern und Falten vorbeugen. Betacarotin verleiht der Haut einen gewissen (keinen absoluten) Schutz vor Sonnenlicht. Verschreibungspflichtige Vitamin A-Präparate werden auch bei schwerer Akne eingesetzt.

Vitamin E

- Radikalfänger, es nimmt die Zellen vor freien Radikalen in Schutz, die anscheinend den Alterungsprozess beschleunigen

Vitamin C

- Radikalfänger, Kollagensynthese (Kollagen sorgt für ein straffes Bindegewebe)

Pantothensäure

- Energiestoffwechsel der Haut, Versorgung der Hautzellen mit Nährstoffen, Wasserbindung

Biotin

- Stoffwechsel von Haut, Haaren und Nägeln, Aufbau von Keratin (Haut, Haare und Nägel).

B-Vitamine, vor allem B2 (Riboflavin), B6 (Pyridoxin), B12 (Cobalamin), Folsäure

- Hautregeneration

1.3 Hautanhangsgebilde

Haare

Anatomie und Physiologie

- Bestehen aus Keratin (Eiweißverbindung)
- Kälteschutz
- Dienen häufig dem Wohlbefinden des Pflegeempfängers, da sie oft einen wichtigen Teil seiner Persönlichkeit ausmachen
- Wimpern und Nasenhaare dienen dem Zurückhalten von Fremdkörpern.

Pflege

Beim Pflegeempfänger achten wir auf:

- Haarausfall, Schuppen
- Läuse/Nissen
- Ausreichende Reinigung, gewaschene Haare tragen sehr zum Wohlbefinden bei.
- Keine Haare im Wundbereich (Wundheilungsstörungen)

Nägel

Anatomie und Physiologie

- Bestehen aus verhorntem Keratin
- Wachsen aus einer Zellschicht unter dem Halbmond.

Pflege

Beim Pflegeempfänger achten wir auf:

- Trübung, schwammartige Oberfläche: Fußpilz
- Rötungen des Nagelbettes: Entzündungen

Drüsen (Milchdrüsen, Schweißdrüsen und Talgdrüsen)

Drüsen sind Organe, die eine Substanz bilden und diese als Sekret nach außen oder direkt in die Blutbahn absondern.

1.4 Schleimhäute

Schleimhäute haben keine echte Hornschicht und keine Haare. Sie sind normalerweise rosa bis rot, feucht und gut durchblutet.

Schleimhäute schützen das Innere von Organen:

- Bindehaut des Auges
- Innere von Mund und Nase
- Magen-Darm-Trakt
- Analregion
- Genitalbereich

Veränderungen an den Schleimhäuten

Schleimhaut an den Lippen

- Risse an den Lippen: Ungenügende Flüssigkeitszufuhr, Herpes
- Bläschen auf der Lippe: Herpes
- Blaue Lippen: Unterkühlung, Sauerstoffmangel

Augenbindehaut

- Rötung, Tränen, Eiterfluss: Entzündung, Gerstenkorn

Nasenschleimhaut

- Rötung, Schwellung, Sekretfluss: Entzündung

Mundschleimhaut

- Kleine, weiße, von einem roten Hof umgebene, schmerzhafte Oberflächenschädigungen der Mundschleimhaut, vereinzelt oder in Gruppen: Stomatitis (Entzündung der Mundschleimhaut)
- Weißer Belag: Soor, Pilz
- Beläge auf der Zunge: unzureichende Speichelproduktion, Mundatmung, Störungen im Verdauungstrakt, fiebrige Erkältungskrankheiten, Pilzerkrankung
- Trockene Zunge: Flüssigkeitsmangel (mangelnde Zufuhr, Verlust durch Fieber, Erbrechen, Durchfall)
- Rote Zunge: Eisenmangel, Lebererkrankungen, Scharlach
- Druckstellen in der Mundschleimhaut: schlecht sitzende Zahnprothesen
- Zahnfleischblutungen: Zahnfleischerkrankungen, leichte Blutungsneigung
- Bläschenbildung, Beläge der Mundschleimhaut: Hauterkrankungen, Pilze

Analschleimhaut

- Knotenförmige Erweiterungen: Hämorrhoiden (Erweiterungen des Schwellkörpers, der oberhalb der muskulären Schließmuskeln am Darmausgang liegt)
- Schmerzhafte Einrisse (Fissuren)
- Rötung: Entzündungen, Reizungen
- Würmer

Genitalschleimhaut

- Rötung: Entzündung, Reizungen
- Beläge: Pilzbefall
- Ausfluss: Entzündung oder Pilzbefall
- Juckreiz: Pilzbefall, Trockenheit
- Vorhautverengungen bei Männern

Veränderungen an Schleimhäuten sind häufig mit Schmerzen oder Juckreiz verbunden und sollten ärztlich untersucht werden.

1.5 Schweiß, Körpergerüche

Schweiß, Körperflüssigkeit und die Produkte aus zerfallenden Zellen produzieren einen Duft, der sogar unsere Partnerwahl beeinflusst (»jemanden gut riechen können«). Der Mensch riecht überall am Körper, und jeder Mensch riecht anders.

- Schweiß allein riecht kaum, erst durch Bakterien wird der Duft intensiver.
- Verschiedene Drüsen in der Haut produzieren spezifische Duftstoffe.
- Körperflüssigkeiten riechen ebenfalls.

2 Die Atmungsorgane

2.1 Anatomie/Physiologie der Atmung

Der Atemweg

Nasen-Rachen-Raum

- Reinigung: Feine Härchen filtern grobe Verunreinigungen.
- Anwärmung der Luft
- Anfeuchtung der Luft
- Erkennung von schädlichen Gasen

Bronchien

- Röhrenförmige Atemwege, die sich immer weiter verzweigen
- Zellen, die mit *Flimmerhärchen* besetzt sind, welche eingeatmete Schadstoffe durch ständige Eigenbewegung aus dem Bronchialsystem Richtung Mund befördern

Lungenflügel

- Bronchien und die beiden Lungenflügel füllen den größten Teil des Brustkorbs aus, zwischen den Lungenflügeln liegt das Herz.
- Nach vorn, hinten und oben wird die Lunge durch die Rippen, das Brustbein und die Wirbelsäule begrenzt und geschützt.
- Nach unten grenzt sie an das *Zwerchfell*, einen flachen Muskel, der den Brustraum vom Bauchraum trennt.

- Einzeln von Häuten, den inneren Pleuren (auf dem Lungenflügel) und den äußeren Pleuren (an den Rippen/Zwerchfell) umschlossen

Zwischen diesen Gewebsschichten herrscht ein Unterdruck. Die beiden Schichten sind frei gegeneinander verschiebbar, haften aber aneinander.

Lungenbläschen

- Dünnhäutige Bläschen am Ende der Bronchien (ca. 200 m2 m^2 Oberfläche)
- Umgeben von einem feinsten *Blutgefäßsystem*
- Gasaustausch von Sauerstoff und Kohlendioxid
- Kleinste Bronchien und Lungenbläschen enthalten ein eiweißhaltiges Sekret, welches eintretende Krankheitskeime abtötet.

Tab. B.2.1: Weg der Atemluft

Atemweg	**Funktion**
Nasen-Rachen-Raum	Erwärmen, Anfeuchten, Reinigen
Luftröhre	Erwärmen, Anfeuchten, Reinigen
Bronchien	Weiterleiten
Lungenbläschen	Gasaustausch

Physiologie der Atmung

Atmung: Aufnahme von Sauerstoff aus der Luft in das Blut und die Abgabe von verbrauchtem Sauerstoff (O_2) in Form von Kohlendioxid (CO_2).

Einatmung: **Aktive** Vergrößerung der Lunge (s. u.), Luft strömt in die Lunge ein.

Ausatmung: **Passive** Verkleinerung der Lunge durch das Zusammenziehen der Muskulatur.

Einatmung

Brustatmung

Ausdehnung des knöchernen Brustkorbes nach vorn und oben durch die Zwischenrippenmuskulatur. Die Lungenflügel folgen dieser Bewegung, es entsteht ein Unterdruck und Luft strömt in die Lunge.

Bauchatmung

- Das Zwerchfell flacht sich 4–6 cm ab.
- Die Lunge wird Richtung Bauch geweitet und Luft kann einströmen.
- Nebenbei kommt es zu einer »Massage« des Darms, welche die Verdauung fördert.

Atemhilfsmuskulatur

Einatmung

- Hals- und Brustmuskulatur; durch ein Abstützen der Arme kann die Hilfsmuskulatur den Brustkorb bei fixiertem Schultergürtel zusätzlich heben und senken.

Ausatmung

- Teile der Bauchmuskulatur; durch ein Anziehen der Beine werden diese entlastet und können die Atmung unterstützen.

Etwa zwei Drittel der Menschen atmen nicht effizient, sie ziehen beim Einatmen den Bauch ein und heben die Schultern, beim Ausatmen drücken sie den Bauch heraus.

Richtig atmen

Ein tiefer Atemzug, der die komplette Lunge belüftet, fängt mit der Atmung über das Zwerchfell an (»in den Bauch atmen«), geht über den Brustkorb/die Rippen bis zu den Schulterblättern.

Eine tiefe Atmung senkt das Risiko einer Lungenentzündung, fördert das Wohlbefinden, fördert das Abhusten von vorhandenem Sekret und massiert durch das Zwerchfell gleichzeitig den Darm.

Atemsteuerung/Atemantrieb

Unsere Atmung geschieht normalerweise unbewusst, sie wird über das Atemzentrum im verlängerten Rückenmark gesteuert.

Aber dennoch nehmen wir willentlich und unwillentlich Einfluss auf sie. Bei Stress steigt die Atemfrequenz (Anzahl der Atemzüge pro Minute) und die Atemtiefe; in der Entspannung atmen wir weniger oft und flacher.

Erkrankungen verändern unseren Atemrhythmus ebenso wie Medikamente, die eine Verlangsamung und Abflachung der Atmung bewirken können.

Steuerung

Zunächst führt ein angestiegener CO_2-Spiegel zu einem Einatemreiz, erst dann reagiert der Körper auf einen O_2-Mangel.

Bei einem Sauerstoffmangel im Gehirn kommt es bereits nach einigen Sekunden zu Schwindel und zunehmender Bewusstseinstrübung, nach vier Minuten treten bleibende Gehirnschäden auf.

Eine Atembehinderung wird schnell als lebensbedrohend empfunden!

Jeder kann sich selbst davon überzeugen, indem er versucht, möglichst lange nicht zu atmen, dabei auf die Uhr schauen!

Gasaustausch

- Sauerstoff wandert durch die Wände der Lungenbläschen in kleinste Blutgefäße, die die Lungenbläschen umgeben.
- Sauerstoff lagert sich an die roten Blutkörperchen an.
- Die roten Blutkörperchen geben den Sauerstoff an Körperzellen ab.
- Der Sauerstoff wird in den einzelnen Zellen zu Kohlendioxid »verbrannt«.
- Das entstandene Kohlendioxid lagert sich an die roten Blutkörperchen an und wird zur Lunge transportiert.
- Kohlendioxid wird in die Lungenbläschen abgegeben.

Die verschiedenen Lungenbereiche werden je nach Körperlage unterschiedlich stark durchblutet bzw. belüftet. Das Blut folgt der Schwerkraft, im Stehen sind also die unteren Lungenabschnitte besser durchblutet, die oberen Lungenabschnitte besser belüftet. Im Liegen auf dem Rücken sind die rückenanteiligen Lungenabschnitte besser durchblutet und die oberen Lungenabschnitte besser belüftet. So dient die Bewegung im Schlaf auch der gleichmäßigen Durchblutung und Belüftung unserer Lunge.

2.2 Beobachtung der Atmung

Die Atmung gehört zu den Vitalparametern (Messdaten von lebenswichtigen Grundfunktionen des Körpers), Veränderungen können auf eine Einschränkung oder eine Erkrankung hindeuten. Im Durchschnitt atmet ein Erwachsener im Schnitt 10–12 Atemzüge/min. Die Atmung eines Pflegeempfängers sollte immer von ihm selbst unbemerkt beobachtet werden: Das Wissen, beobachtet zu werden, kann die Atmung beeinflussen.

2.2.1 Atemfrequenz

Als Atemfrequenz werden die Atemzüge pro Minute bezeichnet.

Die normale Atemfrequenz beträgt bei:

- Erwachsenen 10–12 Atemzüge/min
- Kleinkindern 25–30 Atemzüge/min
- Säuglingen 40–45 Atemzüge/min

Tab. B.2.2: Die Atemfrequenz

Veränderung der Atemfrequenz	Anzahl der Atemzüge/ min	Ursachen beim gesunden Pflegeempfänger	Krankheiten als Ursache
Schnelles Atmen *Tachypnoe*	> 20	Körperliche Anstrengung Stress (Angst, Aufregung) Hitze, Sauerstoffmangel	Fieber, Schmerzen Lungenerkrankungen Herzerkrankungen Blutverlust
Langsames Atmen *Bradypnoe*	< 12	Schlaf Tiefe Entspannung (Yoga etc.)	Vergiftungen Defekte am Rückenmark/ Gehirn Stoffwechselkrankheiten
Atemstillstand *Apnoe*	0	Apnoetaucher Unterdrückung von unangenehmen Gefühlen und Linderung von Schmerzzuständen	Schäden am Rückenmark/ Gehirn Atemwege verlegt

2.2.2 Dyspnoe

Als Dyspnoe wird eine Atemnot (Mangel an Sauerstoff) bezeichnet.

Ursachen

- Anstrengung
- Asthma bronchiale
- Aspiration (Fremdkörperinhalation)
- Chronische Lungenerkrankung (COPD)
- Lungenembolie
- Lungenödem
- Andere Lungenerkrankungen
- Herzerkrankungen

Anzeichen

- Schnelles, flaches Atmen
- Untypische Atemgeräusche
- Unruhe
- Aufrechtes Sitzen, Panik mit Erstickungsängsten
- In schwereren Fällen verfärben sich Lippen und Finger bläulich.
- Im Extremfall treten Bewusstlosigkeit und Atemstillstand ein.

Sofortmaßnahmen bei Atemnot

- Bei bedrohlicher Atemnot Alarm auslösen, evtl. Notarzt
- Entspannte Atmung ermöglichen: Oberkörper hoch (Atemhilfsmuskulatur), einengende Kleidung öffnen, Kissen unter die Kniekehlen (Zwerchfell entlasten), Möglichkeit, die Arme aufzustützen bzw. große Kissen unter die Arme (Atemhilfsmuskulatur)

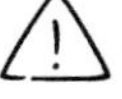

- Für Ruhe sorgen
- Beim Pflegeempfänger bleiben

- Tiefes Einatmen durch die Nase (Reinigung, Anwärmung, Anfeuchtung) und tiefes Ausatmen durch den Mund
- Für Frischluft sorgen, Fenster öffnen

Pflegeempfänger mit Atemnot haben oft Erstickungsängste und sind deshalb nur eingeschränkt kooperativ.

Weiterführende Maßnahmen

- Je nach Anweisung für Sauerstoff sorgen (Flasche oder Wandanschluss)
- Nach Medikamenten fragen (Asthmatiker)
- Atemstimulierende Einreibungen, sie können das Einatmen erleichtern, Schleim lösen, Hustenreiz lindern, Krämpfe lösen
- Luftfeuchtigkeit erhöhen: Lüften, Wasserverdampfer, Inhalation über einer Schüssel oder mit entsprechenden Geräten

2.2.3 Atemgeräusche

Die gesunde Atmung in Ruhe ist gleichmäßig, geruch- und fast geräuschlos.

Tab. B.2.3: Veränderung der Atemgeräusche

Geräusch	Ursache	Erkrankung	Maßnahme
Schnarchen	Meist flatternde Bewegungen des Gaumens und des Zäpfchens, Verengung der Nasenwege	Erkältung, Verengung im Nasen-Rachenbereich, andere Ursachen sind: Adipositas, Alkohol, Beruhigungs- bzw. Schlafmittel	Lagewechsel
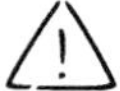 Brodeln	Wasser	Herzinsuffizienz Niereninsuffizienz	*Sofort Notarzt rufen*

Tab. B.2.3: Veränderung der Atemgeräusche – Fortsetzung

Geräusch	Ursache	Erkrankung	Maßnahme
Keuchen	Atemnot, Anstrengung	Lungenerkrankungen	Alarm auslösen Atemerleichternde Maßnahmen
Pfeifen, Giemen (Stridor)	Einengung der Atemwege	Erkältung, Asthma	Alarm auslösen Atemerleichternde Maßnahmen
Rasseln oder Brummen mit schaumigen Sekret	Schleimansammlungen V. a. Lungenödem	Lungenerkrankungen Herzinsuffizienz	*Sofort Notarzt Atemerleichternde Maßnahmen*

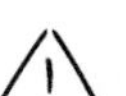

Bei allen Veränderungen der Atemgeräusche ist eine verantwortliche Pflegekraft zu informieren!

2.2.4 Atemrhythmus

Die normale Atmung ist gleichmäßig, ihre Frequenz beträgt beim Erwachsenen 10–12 Atemzüge/min.

a. Kußmaul-Atmung (nach einem deutschen Arzt benannt)

Anzeichen

- Abnorm vertiefte, regelmäßige Atmung

Ursachen

- Vergiftungen
- Zu hoher Blutzuckerspiegel
- Koma
- Nierenversagen

Maßnahmen

- Alarm auslösen
- Blutzuckerschnelltest
- Bei Koma stabile Seitenlage
- Eventuell Notarzt rufen

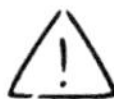

b. Cheyne-Stokes-Atmung (nach einem englischen Arzt benannt)

Anzeichen

- Anfänglich flache Atemzüge werden immer tiefer und flachen dann ab.
- Nach einer Atempause bis zu mehr als 10 Sekunden setzen zunächst wieder flache, später tiefer werdende Atemzüge ein.
- Sie kann auch im Schlaf vorkommen.

Ursachen

- Schwere Schädigung des Atemzentrums
- Herzerkrankungen

Maßnahmen

- Alarm auslösen

- Atemerleichternde Maßnahmen, siehe Kapitel 2.9 Pneumonieprophylaxen (▶ Kap. 2.9)

c. Schnappatmung

Anzeichen

- Kurze, schnappende Atemzüge mit langen Pausen, während der Einatmung ist der Mund geöffnet, die Atemzüge entstehen nur noch durch ein Zusammenziehen des Zwerchfells.

Ursachen

- Bei Sterbenden
- Überdosierung von Schlafmitteln oder Opiaten
- Schwere Lungenerkrankung
- Schwere Herzinsuffizienz
- Stark hochgedrücktes Zwerchfell

Maßnahmen

- Alarm auslösen
- Atemerleichternde Maßnahmen, siehe Kapitel 2.9 Pneumonieprophylaxen (▶ Kap. 2.9)

d. Biotsche Atmung (nach einem französischen Arzt benannt)

Anzeichen

- Kräftige, gleichbleibende Atemzüge mit Atempausen

Ursachen

- Schädigung des Atemzentrums

Maßnahmen

- Atemerleichternde Maßnahmen, siehe Kapitel 2.9 Pneumonieprophylaxen (▶ Kap. 2.9)

e. Schonatmung

Anzeichen

- Oberflächliche und meist beschleunigte Atmung

Ursachen

- Vermeidung von Atemschmerzen bei Entzündung der Pleuren
- Rippenprellung
- Rippenbrüche
- Oberbauchoperationen

Maßnahmen

- Atemerleichternde Maßnahmen, siehe Kapitel 2.9 Pneumonieprophylaxen (▶ Kap. 2.9)
- Eventuell einen Arzt auf höheren Schmerzmittelbedarf hinweisen

Hyperventilation

Definition

Schnelle, vertiefte Atmung, bei der vermehrt Kohlendioxid abgeatmet wird. Der Kohlendioxidanteil im Blut sinkt, es kommt zu einem verspäteten Atemanreiz und damit zu einer Sauerstoffunterversorgung. Es besteht die Gefahr einer Ohnmacht. Jeder, der schon einmal eine Luftmatratze oder ein Schlauchboot mit dem Mund aufgeblasen hat, kennt dieses Gefühl.

Ursachen

- Meist psychisch bedingt: Angst, Panik oder Erregung
- Schmerzen
- Depressionen
- Herz-/Lungenerkrankungen
- Unterzuckerung
- Schädel-Hirn-Trauma
- Schlaganfall
- Hirnentzündungen, Hirntumoren
- Vergiftungen
- Infektionskrankheiten

Maßnahmen

- Der hyperventilierenden Person eine Tüte vor das Gesicht halten (ausgeatmetes Kohlendioxid wird zurückgeatmet, der Kohlendioxidgehalt im Blut steigt so wieder an)
- Beim Erreichen einer normalen Atemfrequenz die Tüte wieder entfernen
- Die betroffene Person auffordern, langsam und tief zu atmen

Atemgeruch

Der normale Atem ist geruchlos, bestimmte Gerüche sind spezifisch für einige Krankheiten.

Ursachen

Aceton (Nagellackentferner):
Diabetisches Koma, sofort Arzt rufen

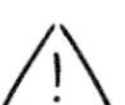

Süßlich, eitrig:
Infektion in Mund, Nasenrachenraum oder Lunge

Ammoniak (Ziegenstall):
Lebererkrankungen

Frische Leber:
Leberzerfall, Nierenversagen

Maßnahmen

- Bei Veränderungen immer eine verantwortliche Pflegekraft informieren
- Einfühlsames Hinweisen auf den Geruch
- Häufiges Mundspülen ermöglichen

Husten

Definition

Bewusstes oder unbewusstes (über einen Schutzreflex ausgelöstes), explosionsartiges Ausstoßen von Luft bezeichnet man als Husten. Die ausgestoßene Luft kann eine Geschwindigkeit von bis zu 480 km/h erreichen. Das Husten (*Aus*husten) dient dem Entfernen von Sekret oder Fremdkörpern aus den Atemwegen.
Tiefes Einatmen vor dem Hustenstoß unterstützt den Erfolg des Hustens.

Ursachen

- Fremdkörper oder Schleimansammlungen in den Bronchien

Maßnahmen

- Zum tiefen Einatmen auffordern (s. o.)

Sputum (Auswurf)

Definition

Ausgehustete Absonderung der Atemwegsschleimhäute und deren Beimischungen: Schleim, Blutbestandteile, Nahrungsreste oder Fremdkörper.

Beim Umgang mit Auswurf immer Handschuhe tragen!

Tab. B.2.4: Auswurf

Farbe und Beschaffenheit	Ursache	Maßnahme
hellrot, dünnflüssig, schaumig	Lungenödem	*Sofort Notarzt rufen*
weiß, meist morgens	Chronische Bronchitis	Auf ausreichende Trinkmenge achten
gelb-grün, eitrig	Entzündung der Bronchien	Atemunterstützende Maßnahmen (s. u.), viel trinken, Medikamentengabe
zäh	Entzündung der Bronchien, Asthma	Atemunterstützende Maßnahmen (s. u.), viel Trinken, Medikamentengabe
dunkelbraun	Lungenentzündung	Atemunterstützende Maßnahmen (s. u.), Medikamentengabe
blutig	Lungenverletzungen, -erkrankungen	Bei Neuauftreten: *sofort Notarzt rufen*

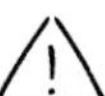

2.3 Aspiration

Definition

Eindringen flüssiger oder fester Stoffe in die Atemwege (Speichel, Nahrung, Getränke, Erbrochenes, Mageninhalt, Blut oder Fremdkörper).

Ursachen

- Bewusstseinseintrübungen
- Sensibilitätsstörungen der Zunge
- Erkrankung von Mund /Speiseröhre oder der Luftröhre
- Häufiges Übergeben

Symptome

- Husten bis hin zur lebensbedrohlichen Atemnot, abhängig von der Größe des Gegenstands oder der Menge der aspirierten Flüssigkeit
- Lungenentzündung als Spätreaktion

Maßnahmen

- Selbst Ruhe bewahren
- Pflegeempfänger aufsetzen, Kopf bzw. Oberkörper nach vorn halten (lassen)
- Wenn möglich sofortiges Entfernen der Substanz aus der Luftröhre
- Betroffenen zum langsamen, ruhigen und tiefen Einatmen anhalten (die Menge der Luft in der Lunge ist ausschlaggebend für den Luftdruck beim Husten)

Aspirationsprophylaxe

- Oberkörperhochlagerung
- Pflegeempfänger erhalten vor dem Essen die Möglichkeit, die Speisen zu sehen und zu riechen, um die Speichelbildung anzuregen (leichteres Schlucken).
- Pflegeempfänger beim Essen nicht unbeaufsichtigt lassen
- Sitz von Prothesen überprüfen
- Kleine Nahrungsportionen
- Kontrolle des Schluckvorgangs
- Bei Bedarf Flüssigkeiten andicken, breiige/halbfeste Speisen werden leichter geschluckt als flüssige/feste Speisen
- Keine sauren Speisen (Jogurt, Zitrone usw.)
- Pflegeempfänger nach dem Essen 30 min aufrecht sitzen lassen

2.4 Asthma bronchiale

Definition

Chronische entzündliche Erkrankung der Atemwege.

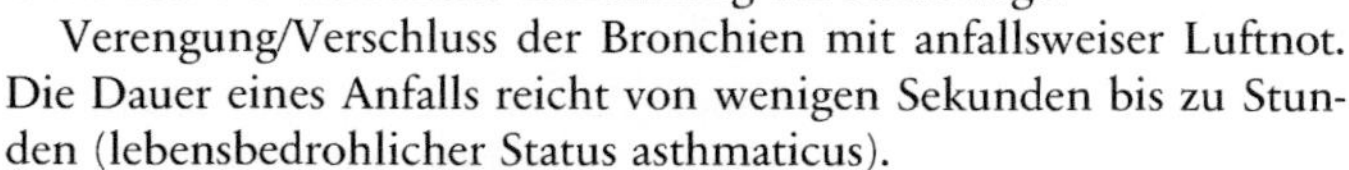

Verengung/Verschluss der Bronchien mit anfallsweiser Luftnot. Die Dauer eines Anfalls reicht von wenigen Sekunden bis zu Stunden (lebensbedrohlicher Status asthmaticus).

Es werden grundsätzlich zwei Arten unterschieden:

Allergisches Asthma
Durch äußere, eine Allergie auslösende Stoffe in der Umwelt ausgelöst, es kann nach einer Sofortreaktion noch nach 6–12 Stunden zu einer Spätreaktion kommen.

Nicht-allergisches Asthma
Meist durch Infektionen der Atemwege, giftige oder reizende Stoffe (Lösungsmittel etc.), Medikamentenunverträglichkeiten (z. B. gegen ASS), kalte Luft oder große körperliche Anstrengung ausgelöst. Nicht alle Zusammenhänge und Ursachen sind geklärt.

Physiologie

- Schwellung der Schleimhaut
- Vermehrung des Bronchialschleims
- Erhöhte Klebrigkeit des Bronchialschleims
- Krampf der Bronchialmuskulatur

Die entstandenen Verschlüsse der Bronchien wirken wie ein Ventil:

- In der Einatmung öffnen sie sich durch die *aktive* Muskelarbeit der Atemmuskulatur, sie werden geweitet, die Lunge kann sich füllen.
- Während der Ausatmung zieht sich die Muskulatur der Lunge *passiv* zusammen, die aufgeblähten Bronchien verengen sich wieder, können sich aber durch die Verengung der Bronchien nur erschwert entleeren.

Symptome

- Starke Atemnot, vor allem die Ausatmung ist gestört
- Verlängerte Ausatmung mit Pfeifen (»Giemen«) und Brummen

Therapie

Sprays oder Inhalatoren können die Muskelkrämpfe lösen, die Bronchien weiten oder die Schleimproduktion vermindern.

Pflegerische Maßnahmen

Sofortmaßnahmen:

- Überprüfen, ob der Pflegeempfänger seine Sprays genommen hat. Die vom Arzt eventuell verordneten Notfallmedikamente sind in der vorgeschriebenen Menge einzunehmen. *Geben Sie nicht mehr als vorgeschrieben, es kann den Patienten vergiften und erschwert dem Notarzt die Diagnose.*

- Frische Luft
- Freies Atmen durch das Öffnen von zu enger Kleidung usw. ermöglichen

Weitere Maßnahmen:

- Lippenbremse: Eine der wichtigsten Hilfen, der Pflegeempfänger atmet durch die gespitzten Lippen aus, baut so einen erhöhten Druck im Mund bis in die Bronchien auf und wirkt einer Engstellung der kleinen Luftwege und Lungenbläschen entgegen.
- Atemhilfsmuskulatur einsetzen lassen
- Kutscherstellung (das Abstützen der Arme auf den Beinen)
- Ebenfalls eindeutig nachgewiesen ist der positive Effekt von autogenem Training bei Asthma.

2.5 Grippe

Definition

Infektion der Atemwege.

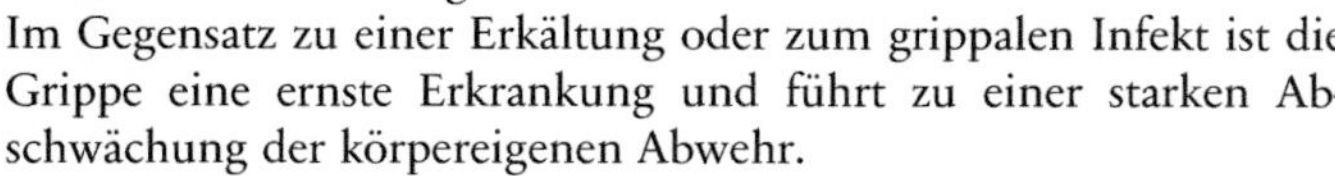

Im Gegensatz zu einer Erkältung oder zum grippalen Infekt ist die Grippe eine ernste Erkrankung und führt zu einer starken Abschwächung der körpereigenen Abwehr.

Gefährdete Personen

- Ältere und geschwächte Menschen
- Chronisch Kranke
- Herzkranke Menschen
- Menschen mit chronischer Bronchitis
- Menschen mit Diabetes
- Alkoholiker
- Kinder, besonders chronisch kranke Kinder

- Bettlägerige (hier kommt es durch Sekretstau in den unteren Lungenfeldern zu einer schlechteren Belüftung)

Physiologie

Über kleinste Tröpfchen können beim Sprechen, Niesen oder direkten Kontakt sich ständig verändernde Viren übertragen werden. Sie sind hochgradig ansteckend und führen zu einer Schädigung der Schleimhaut der Atemwege.
Grippe ist in Deutschland die Infektionskrankheit mit den meisten Todesfällen.

Symptome

Erste Symptome können bereits nach wenigen Stunden/Tagen auftreten. Die Viren können aber bereits zwei Tage vor dem Auftreten der ersten Symptome auf Andere übertragen werden. Meist dauern die Symptome 7–14 Tage an.

- Plötzlicher Krankheitsbeginn, meist mit hohem Fieber
- Ausgeprägtes Krankheitsgefühl im ganzen Körper
- Schüttelfrost
- Kopfschmerzen und Müdigkeit
- Gliederschmerzen
- Augentränen
- Trockener Husten
- Trockene Kehle
- Angeschwollene Nasenschleimhaut
- Appetitlosigkeit, Übelkeit und Erbrechen

Maßnahmen

- Bei Schüttelfrost zunächst für Wärmezufuhr sorgen
- Ausreichende Flüssigkeitszufuhr
- Wäschewechsel
- Vitalzeichenkontrolle

Langfristige Maßnahmen

- Dekubitusprophylaxe
- Pneumonieprophylaxe
- Obstipationsprophylaxe
- Thromboseprophylaxe

2.6 Lungenembolie (Lungeninfarkt)

Definition

Plötzlicher Verschluss eines Blutgefäßes in der Lunge durch ein auf dem Blutweg verschlepptes Gebilde (meist ein Thrombus). Er ist im Blut nicht sofort löslich und kann fest, flüssig oder gasförmig sein.

Jährlich sterben in Deutschland mindestens 40–100.000 Menschen an solchen Lungenembolien, das sind viermal so viele Menschen wie bei Verkehrsunfällen.

Physiologie

Meist löst sich ein Thrombus aus den tiefen Beinvenen oder dem Becken, wird als Embolus über die untere Hohlvene und die rechte Herzhälfte in die Lungenarterie gespült und führt dort zu einem Verschluss einer Lungenarterie.

Verschluss einer größeren Lungenarterie

- Luftnot
- Rückstau im rechten Herzen: Funktionseinschränkung bis zum Herzstillstand

Verschluss einer kleineren Lungenarterie

- Häufig keinerlei Beschwerden

Der Embolus wird in den meisten Fällen abgebaut und das Gefäßsystem wird wieder frei.

Symptome

- Plötzlicher, atemabhängiger, stechender Schmerz im Brustkorb
- Plötzliche Atemnot
- Beschleunigung der Atmung
- Herzrasen und Blutdruckabfall
- Unruhe
- Husten
- Die Anzeichen sind abhängig von der Größe des betroffenen Gebiets, müssen nicht alle auftreten und können auch bei anderen Erkrankungen auftreten.

Maßnahmen

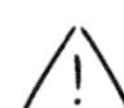

- Alarm auslösen/Notarzt rufen
- Halbsitzende Lagerung, atemerleichternde Maßnahmen
- Absolute Bettruhe (keine weiteren Lagerungsmaßnahmen, es besteht die Gefahr, dass sich ein weiterer Thrombus löst!)
- Pflegeempfänger nicht allein lassen
- Für Frischluft sorgen
- Eventuell Schockbehandlung, gegebenenfalls Reanimation

Risikofaktoren

- Herzerkrankungen, Bluthochdruck
- Rauchen
- Zuckerkrankheit
- Übergewicht
- Venenerkrankungen wie Venenentzündungen oder Krampfadern.

Jeder Pflegeempfänger, der eine Embolie durchgemacht hat, ist stets gefährdet, erneut eine Embolie zu erleiden. Beim Vorliegen von Risikofaktoren ist auf eine konsequente Thromboseprophylaxe zu achten.

2.7 Lungenödem

Definition

Krankhafte Ansammlung von Flüssigkeit im Lungengewebe oder in den Lungenbläschen.

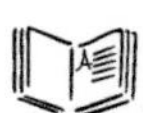

Ursachen

Schwäche des linken Herzens

- Es kommt zu einem Rückstau von Blut in der Lunge.
- Aus den überfüllten Lungenvenen tritt Flüssigkeit aus dem Blut in die Lungenbläschen über.

Eingeschränkte Nierenfunktion

- Flüssigkeitsüberschuss in den Gefäßen
- Aus den überfüllten Lungenvenen tritt Flüssigkeit aus dem Blut in die Lungenbläschen über.

Symptome

- Zunehmende Atemnot
- Brodelnde Atemgeräusche mit teils schaumig hellrotem Sekret
- Unruhe des Pflegeempfängers, Todesangst
- Husten

Maßnahmen

- Alarm auslösen, *Notarzt rufen*
- Oberkörper hoch lagern und die Beine tief lagern (das Herz wird entlastet)
- Atemerleichternde Maßnahmen
- Beim Pflegeempfänger bleiben

2.8 Lungenentzündung (Pneumonie)

Definition

Entzündung in den kleinsten Verästelungen der Luftröhre und Lungenbläschen (Alveolen).

Physiologie

Anschwellen des betroffenen Lungengewebes.

Ursachen

Durch Bakterien, Viren oder Pilze verursachte Infektion der Atemwege. Die Erreger stammen aus dem eigenen Nasen-Rachen-Raum oder werden von anderen Kranken durch Husten oder Niesen über Tröpfchen übertragen.

Risikopatienten

- Ältere und geschwächte Menschen
- Chronisch Kranke, besonders herzkranke Patienten, Menschen mit chronischer Bronchitis oder Diabetes
- Alkoholiker

- Kinder, besonders chronisch kranke Kinder
- Bettlägerige: Es kommt durch Sekretstau in den unteren Lungenfeldern zu schlecht belüfteten und schlecht durchbluteten Lungenarealen. Diese Kombination bietet gute Voraussetzungen für eine bakterielle Besiedlung.

Weitere Risikofaktoren

- Ungenügende Mundpflege
- Störungen des Schluckreflexes
- Schonatmung bei Schwäche oder Schmerzen

Symptome

a. Klassische (bakterielle) Lungenentzündung

- Fieber und Schüttelfrost
- Kopf- und Gliederschmerzen
- Husten, anfangs trocken, nach einer Weile wird das Sekret abgehustet, es kann grün, gelb, braun oder rostfarben sein
- Süßer, eitrig riechender Mundgeruch
- Dyspnoe
- Schonatmung, tiefes Einatmen oder Husten bereiten häufig Schmerzen in der betroffenen Lungenhälfte

b. Durch Viren oder Parasiten verursachte Lungenentzündung

- Meist langsamer Beginn mit leichtem Fieber ohne Schüttelfrost und Kopf- und Gliederschmerzen
- Trockener Husten, kaum Schleim

Eine Lungenentzündung kann sehr unterschiedlich verlaufen, bei älteren Patienten muss es z. B. nicht immer zu Fieber kommen.

Bei ansonsten gesunden Menschen heilt eine Lungenentzündung meist folgenlos ab.

Maßnahmen

- Oberkörper hoch lagern
- Einreibungen
- Atemerleichternde Maßnahmen
- Atemgymnastik
- Luftbefeuchtung
- Antibiotika

2.9 Pneumonieprophylaxen

Allgemein

- Tägliche Mund- und Nasenpflege
- Mobilitätserhaltung in höchstmöglichem Maß, jede körperliche Anstrengung führt zu einer tieferen Atmung und damit zu einer besseren Belüftung der Lunge.
- Vitamin- und eiweißreiche Ernährung, Frischobst, ausreichende Flüssigkeitsaufnahme
- Angemessene Raumtemperatur schaffen
- Häufig lüften, eventuell Befeuchtung der Atemluft durch Ultraschallvernebler
- Gute Belüftung aller Lungenabschnitte durch pflegetherapeutisch korrekte Lagerung
- Einatmen durch die Nase (Reinigung, Erwärmung und Befeuchtung), Ausatmen durch den Mund
- Atemerleichternde Maßnahmen: (Oberkörperhochlagerung), eventuell Kniekissen zur Entspannung der Bauchmuskulatur, Esstisch oder Kissen zur Armablage anbieten (Einsatz der Atemhilfsmuskulatur ermöglichen)
- Hände »weg-atmen« lassen (Hände auf Bauch, Brust oder Flanken auflegen)

- Spezielle Atemgymnastik, z. B. durch einen Strohhalm in eine mit Wasser gefüllte Flasche ausatmen lassen
- Atmen mit Lippenbremse (Ausatmung durch gespitzte Lippen)

Hilfestellung beim Abhusten

- Pflegeempfänger aufsetzen
- Aufforderung: vor dem Husten tief einatmen
- Einnehmen der »Kutscherstellung« (Unterarme stützen sich auf die Oberschenkel)
- Oberarme vor dem Bauch verschränken und beim Husten gegen den Bauch drücken
- Oberkörper zur Seite drehen um unfreiwilligen Urinabgang zu vermeiden

Schlucktraining

- Schluckreflex auslösen – über Kehlkopf streichen
- Erste Schluckversuche bei möglicher Schlucklähmung mit physiologischer Kochsalzlösung, Tee oder Götterspeise, sie schaden bei Aspiration am wenigsten der Lunge
- Breiige/halbfeste Speisen werden leichter geschluckt als flüssige/feste Speisen
- Keine sauren Speisen (Joghurt, Zitrone usw.)

Atem-Stimulierende-Einreibung, ASE

Definition

Spezielle Einreibung als Maßnahme zur positiven Beeinflussung der Körperwahrnehmung und einer gleichmäßigen, ruhigen und tiefen Atmung.

Vorgehen

- Der Pflegeempfänger sollte sich in einem ruhigen, warmen Zimmer befinden.
- Er kann an der Bettkante oder auf einem Stuhl (Brust Richtung Lehne), die Arme bequem abgestützt, sitzen; die Füße sollten in beiden Fällen Bodenkontakt haben.
- Auch in der Seitenlage ist die ASE möglich, hier können dann allerdings beide Lungenseiten nur einzeln stimuliert werden.
- Die behandelnde Pflegekraft sollte ihre (von Schmuck befreiten) Hände und eine Lotion oder ein Öl vor der Durchführung anwärmen.
- Die Hände werden ab jetzt nicht mehr gleichzeitig vom Körper genommen, es bleibt ein ständiger Hautkontakt aufrechterhalten, der Handwechsel erfolgt versetzt.
- Nachdem Pflegeempfänger und Pflegekraft eine für beide bequeme Position eingenommen haben, wird die Lotion gleichmäßig in kreisenden Bewegungen vom Nacken zum Steiß aufgetragen, wobei die Brustkorbseiten mit einbezogen werden.
- Die Kreisbewegungen erfolgen synchron zum Atemrhythmus der Pflegekraft (Ausatmung = Abwärtsbewegung, Einatmung = Aufwärtsbewegung).
- Da der Pflegeempfänger eine veränderte Atmung hat, wäre es nicht sinnvoll, ihn darin auch noch zu bestärken.
- Der Atemrhythmus der Pflegenden sollte bei erwachsenen Patienten zwischen 10–12 Atemzüge/min liegen.
- Die Ausatmung sollte doppelt so lange dauern wie die Einatmung.
- Die Hände lassen dabei immer den Dornfortsatz frei und bewegen sich als ein geschlossenes Ganzes, d. h. Daumen und Finger spreizen sich nicht ab.
- Die Abwärtsbewegungen neben der Wirbelsäule erfolgen mit Druck auf Daumen und Zeigefinger und provozieren die Ausatmung.
- Die Aufwärtsbewegungen an den Brustkorbseiten werden mit nachlassendem Druck ausgeführt und stimulieren die Einatmung.

- Am Rückenende angekommen, werden die Hände einzeln wieder zur Schulter gebracht.
- Dieser Vorgang wird fünf- bis achtmal wiederholt
- Am Ende werden die Hände der Pflegekraft einzeln und langsam vom Pflegeempfänger entfernt.

Inhalation von ätherischen Ölen

Ein bis zwei Tropfen ätherische Öle in einem Liter kochend heißem Wasser verbinden sich mit dem Wasserdampf und werden so bei der Inhalation tief in die Atemwege transportiert.

Bei Kurzatmigkeit können z. B. alle frischen oder minzigen, eukalyptolhaltigen ätherischen Öle benützt werden: Latschenkiefer, Fichtennadel, Tanne, Pinie, Eukalyptus, Minze und Myrte. Sie vertiefen die Atmung oder regen sie an.

Es ist immer mit Allergien oder Überempfindlichkeit zu rechnen, also vorsichtig beginnen!

2.10 Schluckauf (Singultus)

Definition

Anfallartige, ruckartige Einatembewegung durch das Zwerchfell.

Physiologie

Durch eine Reizung eines Nervs, der das Zwerchfell versorgt, kommt es zu einer plötzlichen Zwerchfellkontraktion und einem gleichzeitigem Verschluss der Stimmritze (zwei eng nebeneinander liegende Bänder in der Luftröhre) während der Einatmung. Das typische Geräusch eines Schluckaufs entsteht beim Verschluss der Stimmritze.

Ursachen

- Verzehr zu kalter bzw. heißer Speisen oder Getränke
- Alkohol
- Hastiges Essen oder Trinken
- Schwangerschaft
- Stress
- Magen-/Darmerkrankungen

Maßnahmen

Es gibt viele Hausmittel, die nicht immer helfen. Normalerweise hört der Schluckauf von allein auf.

Hier die häufigsten Tipps:

- Einen Teelöffel Zucker im Mund zergehen lassen
- Kaltes Wasser trinken
- Sich erschrecken lassen
- Die Luft anhalten

2.11 Anwendung von Dosieraerosolen, Pulverinhalatoren, Inhalationssystemen

Das Inhalieren von Medikamenten hat gegenüber der Einnahme von Tabletten große Vorteile:

- Der Wirkstoff gelangt direkt in die Atemwege, wo er wirken soll
- Wirkungseintritt erfolgt schneller
- Es ist in der Regel nur eine geringere Dosis eines Medikamentes erforderlich, um die gewünschte Wirkung zu erzielen.

Dosieraerosole

Der Wirkstoff befindet sich mit einem Treibgas in einer Sprühflasche, mit jedem Sprühstoß wird eine bestimmte Menge abgegeben.

Anwendung von Dosieraerosolen

- Schutzkappe abnehmen
- Dosieraerosol kräftig mindestens fünfmal auf- und abschütteln. Dabei ist das Spray zwischen Daumen und Zeigefinger zu halten.
- Tief einatmen und dann vollständig ausatmen
- Kopf leicht zurückneigen
- Das Mundstück mit den Zähnen und Lippen fest umschließen
- Während der Sprühstoß ausgelöst wird, muss so kräftig und so tief wie möglich eingeatmet werden. Bei jedem Sprühstoß wird eine definierte Menge des Wirkstoffes abgegeben.
- Die Luft anhalten, das Mundstück aus dem Mund nehmen, Mund fest verschließen und versuchen, in Gedanken bis zehn zu zählen
- Langsam und ruhig ausatmen – am besten durch die Nase oder mit der Lippenbremse
- Die Schutzkappe wieder aufstecken
- Den Mund bei Cortisonpräparaten ausspülen lassen, es kann sonst zu einer Pilzinfektion kommen.

Pulverinhalatoren

Für jede Inhalation steht eine kleine Portion Pulver zur Verfügung, die den Wirkstoff enthält. Während bei einigen Pulverinhalatoren der reine Wirkstoff eingeatmet wird, werden bei anderen die winzigen Wirkstoffteilchen an einen pulvrigen Transporteur gebunden, der sie »huckepack« nimmt.

Anwendung

Mit einem gleichmäßigen und tiefen Atemzug wird das Medikament in die Lunge befördert.

Häufige Fehler bei der Inhalation

- Vor der Inhalation nicht tief genug ausgeatmet
- Den Kopf nicht zurückgelegt
- Beim Einatmen zu gering Luft geholt
- Nicht lange genug die Luft angehalten (5–10 Sekunden)
- Dosieraerosol nicht geschüttelt
- Ungenügende Koordination zwischen Einatmung und Auslösung des Sprühstoßes
- Autohaler™: Lufteinlassöffnung am Geräteboden mit den Fingern bedeckt
- Ausatmen in den Pulverinhalator: Die Feuchtigkeit verklumpt den »wasseranziehenden« Wirkstoff
- Aufbewahren in feuchter Umgebung (z. B. Bad): Pulverinhalatoren stets trocken aufbewahren. Dies ist nicht erforderlich bei Einzeldosis-Inhalatoren, z. B. Diskus® und Aerolizer®.

3 Der Bewegungsapparat

3.1 Anatomie/Physiologie

Bewegungsapparat

- Knochen
- Muskulatur
- Gelenke
- Sehnen und Nervenfasern

Passiver Bewegungsapparat

Das Skelett (griech.: ausgetrockneter Körper) besteht aus Knochen, Gelenken und Bändern.

Knochen

Ein erwachsener Mensch verfügt über 206 Knochen, von denen sich die Hälfte in den Händen und Füßen befindet.

- Ca. 12 % des Körpergewichtes
- Feste Außenschicht mit Einlagerung von Calciumphosphat, umgeben von einer Knochenhaut mit Blutgefäßen und Nerven, 25 % Mineralien
- Schwammartiges Innengewebe
- Schützen die inneren Organe
- Bilden das Gerüst für Weichteilgewebe

- Bieten Ansatzpunkte für Skelettmuskeln
- Dienen unserer Stabilität
- Speichern Mineralien
- Bilden Blutzellen

Sie sind durch das Zusammenspiel von Muskulatur und Sehnen gegeneinander beweglich.

Formen

- Röhrenknochen: lange Knochen, enthalten das blutbildende Knochenmark (Extremitäten)
- Kurze Knochen: Hand-/Fußgelenke
- Platte Knochen: Schädelknochen, Schulterblatt
- Luftgefüllte Knochen: mit Schleimhaut ausgefüllte Hohlräume (Stirnbein)

Gelenke

Bewegliche Verbindung von zwei oder mehreren Knochen.

Der Gelenkkopf sitzt beim gegenüberliegenden Knochen in einer Gelenkpfanne. Beide sind mit Knorpel (druck-biegungselastisches, gefäßloses Stützgewebe) überzogen und bilden mit der Gelenkschmiere den von der Gelenkkapsel (verstärkt, begrenzt und stabilisiert das Gelenk) umgebenden Gelenkspalt.

Einige Gelenke werden von zusätzlichen Gewebebändern und Knorpelscheiben gestützt. Schleimbeutel polstern druckbelastete Stellen ab, sie sind mit Gelenkschmiere gefüllt.

Gelenkformen

- Kugelgelenk: Bewegung in drei Richtungen (z. B. Schultergelenk)
- Eigelenk: Bewegung in zwei Richtungen (z. B. oberes Handgelenk)
- Scharniergelenk: Bewegung in eine Richtung (z. B. Fingergelenk)

Die Bewegungsmöglichkeit hängt ab von

- Der Form und
- Den umgebenden Strukturen (Muskulatur, Bänder, Kapsel)
- Viele Gelenke sind durch unflexible Bänder verstärkt, sie können ausleiern oder bei Überdehnung reißen.

Wirbelsäule

Zentrale Stütze, in der Mitte des Rückens.
Die Wirbelsäule ist ein beweglicher, S-förmiger Strang aus Knochen, die durch Gelenke eng miteinander verbunden sind – den Wirbeln.

Mögliche Bewegungen:

- Beugung des Oberkörpers nach vorn
- Streckung nach hinten
- Neigung zur Seite
- Drehbewegungen

Bandscheiben

Diskusförmige Platten mit fester Außenschicht und gallertartigem Kern zwischen den Wirbelkörpern.

Die Bandscheiben dienen der Beweglichkeit, der Druckentlastung und dem Schutz des Rückenmarks, welches durch einen Kanal in der Wirbelsäule verläuft.

- Außenbereich: zugfeste, kaum dehnbare Fasern
- Innenbereich: gallertiges Gewebe mit einem hohen Wassergehalt

Aktiver Bewegungsapparat

Muskelsystem mit Sehnen und Sehnenscheiden.

Muskeln können sich nur aktiv zusammenziehen, Gegenspielermuskeln bringen die entsprechende Extremität wieder in die ursprüngliche Lage. Nervenfasern, die vom Gehirn über das Rückenmark zur Skelettmuskulatur verlaufen, stimulieren einen Muskel auf Befehl des Gehirns und lassen ihn zusammenziehen oder erschlaffen.

Muskulatur

- Aktiver Teil des Bewegungsapparates, sie können ihre Länge verändern
- Rote Muskulatur: für die ausdauernden Bewegungen zuständig
- Weiße Muskulatur: schnelle Kontraktion, stärkere Bewegungen
- Nur wenige Nerven und Blutgefäße (schlechte Wundheilung)
- Verbinden mit den Sehnen die Knochen
- Ca. 40 %–50 % des Körpergewichtes

Muskeltypen

- Willkürliche oder quer gestreifte Muskulatur (Skelettmuskeln): Nur sie können bewusst gesteuert werden.
- Unwillkürliche oder glatte Muskulatur: befindet sich an Hohlorganen, Blut- und Lymphgefäßen
- Herzmuskulatur: quergestreifte Muskelfaserbündel, die wie bei der glatten Muskulatur angeordnet sind; einmalige Ausdauer und Kraft durch die Mischung beider Muskeleigenschaften

Sehnen

- Teil der Muskulatur
- Schlecht durchblutet
- Verbinden den Muskel mit einem Knochen
- Sehnen der Finger- und Zehenmuskeln sind von einer schleimgefüllten Bindegewebshülle umgeben.

Erkrankungen des Bewegungsapparates
Osteoporose

Stoffwechselerkrankung des Knochens mit einer Abnahme der Knochendichte/-festigkeit (häufig im Alter).

Ursachen

- Hormonelle Umstellung im Alter
- Medikamente
- Folge von verschiedenen Erkrankungen

Symptome

- Frakturen (Oberschenkelhals, Handgelenk, Wirbelkörper)
- Rückenschmerzen und Rundrücken
- Größenverlust

Schenkelhalsbruch

Häufiger Knochenbruch im höheren Alter.

Ursache

Folge eines Sturzes auf die seitliche Hüfte, Osteoporose.

Symptome

- Sofortige und komplette Belastungsunfähigkeit
- Heftige Schmerzen im Bereich der Hüfte
- Je nach Bruchstelle ist das Bein verkürzt und/oder nach außen gedreht.
- Fehlende Außendrehung bei wenig verschobenen Schenkelhalsbrüchen, der Schmerz wird eher im Kniegelenk gespürt

Arthrose

Abnutzungserscheinungen an einem Gelenk.

Ursachen

- Verschleiß

Symptome

- Schmerzen
- Gelenksteifigkeit

Arthrose der Hand-/Fingergelenke ist an »Knötchenbildung« an der Außenseite der Finger zu erkennen.

Bandscheibenvorwölbung/-vorfall

Teile der Bandscheibe drücken auf das Rückenmark im Wirbelkanal.

Ursachen

- Überlastung bei Vorschädigung
- Kein äußerer Anlass

Symptome

- Starke, meist in die Extremitäten ausstrahlende Schmerzen
- Z. T. Taubheitsgefühl im Versorgungsgebiet der eingeklemmten Nervenwurzel bis hin zu Lähmungserscheinungen

3.2 Lähmungen

Schlaffe Lähmungen

Ursachen

- Apoplex (Schlaganfall)
- Querschnittslähmung
- Rückenmarksverletzung
- Kinderlähmung
- Diabetes mellitus
- Verletzungen

Symptome

- Schwache oder fehlende Reflexe
- Fehlende Bewegung
- Muskelschwund
- Kalte, talgige, blasse Hautfarbe
- Der Muskeltonus ist verringert, der gelähmte Arm oder das Bein kann jedoch ohne größere Anstrengung passiv (durch eine andere Person) bewegt werden.

Spastische Lähmungen

Ursachen

- Frühkindliche Hirnschädigungen
- Schädel-Hirn-Trauma
- Rückenmarksverletzungen
- Schlaganfall

Symptome

- Erhöhte, verkrampfte Muskeltätigkeit mit einer Erhärtung der Muskulatur während der Bewegung, auch eine passive Bewegung ist schwierig
- Oder eine verstärkte Reaktion von Reflexen und eine unnormale Stellung von Fingern und Zehen

Begriffsdefinitionen

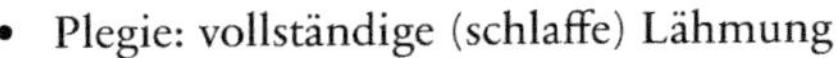

- Plegie: vollständige (schlaffe) Lähmung
- Hemiplegie: Lähmung einer Körperhälfte
- Paraplegie: Lähmung beider Arme oder beider Beine
- Tetraplegie: Lähmung von Armen und Beinen
- Parese: unvollständige Lähmungen

3.3 Kontrakturen/-prophylaxen

Versteifung/Fehlstellung eines Gelenkes.
Da die Beugemuskulatur stärker als die Streckmuskulatur ist, kommt es zu typischen, unphysiologischen Gelenkstellungen.

Das Ziel der Prophylaxe besteht darin, eine anatomisch richtige und funktionstüchtige Stellung der Gelenke zu erhalten und den regelrechten Ablauf der Bewegungen (Funktion) zu erhalten oder wiederherzustellen.

Ursachen

Längere Inaktivität

- Fehlende Muskelbewegungen: Verbände
- Schmerzen, z. B. durch entzündliche oder degenerative Gelenkprozesse

- Narben
- Bewusstseinseintrübungen
- Nervenschädigungen (z. B. Halbseitenlähmung, Querschnittslähmung)
- Neurologische Erkrankungen (z. B. Parkinson-Krankheit)
- Falsche Lagerung
- Störungen in der Blutversorgung der Muskulatur

Symptome

- Erkennbarer Widerstand bei Bewegungen
- Zwangshaltung von Gelenken
- Bewegungseinschränkung/Bewegungsvermeidungen
- Schmerz bei Bewegung

Prophylaxen

- Funktion und natürliche Stellung von Gelenken kennen
- Funktion der Gelenke erhalten, Gelenke sollen in physiologischer Mittelstellung liegen
- Mehrfache tägliche Mobilisation aller gefährdeter Gelenke
- Bewegungsübungen, aktiv oder passiv
- Schmerzen lindern

Lagerungen

Seitenlagerung

- Oberarm: in einem Winkel von 30° abgewinkelt
- Unterarm: in einem Winkel von ca. 100°, leicht erhöht
- Hand: leicht einwärts gebeugt, Finger leicht gebeugt, Daumen in Opposition zum Zeigefinger
- Hüftgelenk oder/und Kniegelenk: möglichst gestreckt
- Füße: Kein Widerstand durch Fußstützen, Druck durch Bettdecke verhindern (Spitzfußgefahr)

Rückenlagerung

- Kopf: ruht auf nicht zu dickem Kissen, Kopfteil leicht erhöht
- Arme: natürliche Haltung, u. U. Hände und Unterarm leicht unterlagern
- Unterschenkel: leicht unterlagern, Fersen frei
- Knie: unterlagern

Herzbettlagerung, atemerleichternde Lagerung

- Kopf: ruht auf nicht zu dickem Kissen
- Arme: jeweils ein Kissen unter jedem Arm
- Beine: schmal gefaltetes Handtuch als Rutschbremse unter die Oberschenkel vor die Sitzbeinhöcker legen
- Füße: dickes Kissen oder Decke hinter die Füße
- Bett in Sitzposition bringen: Oberteil hochlagern, Knie-/Beinteil hochlagern, dann das komplette Bett kippen, bis sich der Körper in Sitzposition befindet.

Mikrolagerung

Gesunde liegende Menschen machen 8 bis 40 Mikrobewegungen pro Stunde. Hieran orientiert sich die Mikrolagerung. Kleinste sanfte Lageveränderungen reichen aus, um eine prophylaktische Wirkung zu erzielen.
Beispiel: Ein zusammengefaltetes Handtuch wird unter das Becken geschoben und nach kurzer Zeit etwas zurückgezogen.
Die Mikrolagerung dient der zeitweiligen Entlastung, ersetzt aber nicht das regelmäßige Umlagern.

Kontraindikationen bei Bewegungsübungen

- Starke Fehlstellungen
- Schmerzen
- Fieber
- Erbrechen
- Durchfall
- Geschwollene Gelenke

Hemiplegiker haben ein typisches Haltungsmuster:

- Die Beugemuskulatur des betroffenen Armes ist angespannt.
- Die Streckmuskulatur des betroffenen Beines ist angespannt.
- Die betroffene Schulter ist nach hinten unten gezogen.
- Das betroffene Becken ist nach hinten unten gezogen.
- Der betroffene Fuß neigt zur Spitzfußstellung.

Ziele der Lagerung

- Hemmung der Spastik
- Wiederherstellung eines angepassten Muskeltonus
- Bewegungsanbahnung
- Selbsthilfetraining (Anbahnung der Selbstpflegefähigkeit, ATLs)
- Normalisierung der Wahrnehmung des eigenen Körpers und der Umwelt

3.4 Sturzprophylaxen

Definition

Erkennen von Gefahrenquellen und Verhinderung von vermeidbaren Verletzungen durch Stürze bei gefährdeten Pflegeempfängern.

Gleichgewichtssinn

Unser Gleichgewichtssinn sitzt im Ohr (Bogengänge) und reagiert auf unsere Positionsveränderung ebenso wie Tiefenrezeptoren in den Muskeln, um durch Muskelanspannung/-entspannung unseren Körper aufrecht zu halten.

Sturzursachen

- Häufig nachlassende Reaktionsfähigkeit mit zunehmendem Alter
- Zusätzliche körperliche oder geistige Erkrankungen/Einschränkungen
- Bestimmte Medikamente verändern die Wahrnehmung und beeinträchtigen die Koordination oder die Motorik (z. B. Beruhigungsmittel, Schlafmittel).
- Diuretika und Abführmittel können zu plötzlichem Harn- oder Stuhldrang führen.
- Nicht ausreichend eingeübtes oder allein nicht zu bewältigendes sicheres Anlegen von Prothesen
- Unsicheres Handhaben von Gehhilfen/nicht angepasste Gehhilfen

Unfallfolgen wie Prellungen und Frakturen ziehen oft zusätzliche Verunsicherung und ein Gefühl der Hilflosigkeit nach sich.

Symptome

- Reaktions- und Bewegungsunsicherheit
- Gangunsicherheit
- Bekannte Sturzneigung
- Hämatome, Prellungen

Prophylaxe

a. Grundsätzliches

- Mobilität und Beweglichkeit durch Gymnastik erhalten
- Einschätzung des Risikos und allgemeine Hilfestellung
- Bei Bedarf Pflegeempfänger ansprechen, z. B. »Kann ich Ihnen helfen?«
- Mit dem Pflegeempfänger vereinbaren, dass er sich vor ihn gefährdenden Aktivitäten melden soll
- Auf Erschöpfungszeichen und Bewusstseinszustände achten

- Für ausreichend Flüssigkeitszufuhr sorgen
- Auf den Zustand von Gehhilfen, Schuhen, Brillen u. a. Hilfsmitteln achten
- Generell: so viel Hilfe wie nötig, jedoch so wenig Hilfe wie möglich

b. Eine sichere Umgebung schaffen

- Auf ausreichende Beleuchtung achten (Tag/Nacht), z. B. große, beleuchtete Lichtschalter)
- Sicherer Umgang mit Prothesen und Gehhilfen
- Unebenheiten im/auf dem Fußboden, wie z. B. Schwellen und herumliegende Kabel vermeiden
- Keine losen Teppiche (Rutschgefahr)
- Ausreichend Haltegriffe/-stangen in der richtigen Höhe
- Festigkeit von Haltegriffen regelmäßig überprüfen
- Rollstühle, Toilettenstühle, Wäschewagen, Getränkewagen etc. *immer* feststellen
- Bei Bedarf Toilettenstuhl am Bett
- Stufenkanten mit Antirutschprofil versehen und/oder farbig markieren
- Ein einfaches Ein-/Aussteigen aus dem Bett ermöglichen
- Für ausreichend Sitzmöglichkeiten sorgen

4 Das Herz-Kreislauf-System

4.1 Anatomie/Physiologie des Herzens

Das Herz hat ungefähr die Größe einer Faust der betreffenden Person, es liegt links unter dem Brustbein. Die Herzwand besteht aus einem speziellen Muskelgewebe, welches nicht ermüdet. Es pumpt pro Minute etwa 5 bis 6 Liter Blut durch den menschlichen Körper. Es benötigt ununterbrochen Sauerstoff (9 % des gesamten Körpersauerstoffs), um die nötige Leistung zu erbringen.

Der Herzmuskel teilt sich in eine linke und rechte Hälfte auf, diese enthalten jeweils zwei Hohlräume. Rechts und links oben liegen je ein Vorhof und darunter eine Kammer. Die Hohlräume werden je durch eine Vorhof- und eine Kammerscheidewand getrennt.

Der Herzmuskel ist von einem mit etwas Flüssigkeit gefülltem Sack, dem Herzbeutel, umgeben. Dieser dient als Stoßdämpfer und das Herz kann in seinem Inneren reibungsfrei schlagen.

Um während der Pumpaktion des Herzens das Blut in seinen vorgegebenen Bahnen zu halten, verschließen verschiedene Herzklappen den Weg zurück (▶ Kap. 4.2 Blutkreislauf).

4.2 Blutkreislauf

- Sauerstoffreiches Blut strömt aus der Lunge über die Lungenvene in den linken Vorhof.

- Dieser pumpt das Blut in die linke Herzkammer.
- Ist diese gefüllt, zieht sie sich zusammen und pumpt das Blut in die sich weitende Aorta und in die arteriellen Gefäße des Körpers (Systole).
- Verschluss der Kammer durch die Aortenklappe
- Die Aorta zieht sich zusammen und presst das Blut weiter in die Arterien (Diastole).
- Beide Vorgänge sorgen für einen stetigen Druck in den Blutgefäßen.
- Arterielles Blut fließt über weitere arterielle Gefäße in die Kapillaren.
- Gasaustausch mit dem Gewebe
- Übergang in die Venolen (kleine venöse Gefäße)
- Venen bringen das Blut über die obere und untere Hohlvene zum rechten Vorhof.
- Dieser pumpt das Blut in die rechte Herzkammer.
- Ist diese gefüllt, wird das Blut in die Lungenarterie zu den Lungen gepumpt.
- Kleine, dünnwandige Arterien umschließen dann die Lungenbläschen (Alveolen)
- Kohlendioxid aus dem Blut wird in die Alveolen abgegeben und Sauerstoff ins Blut aufgenommen.
- Sauerstoffreiches Blut fließt über die Lungenvene zum linken Vorhof, zum linken Ventrikel usw.
- In der Zeit der Systole (die Aorta zieht sich zusammen), füllen sich die Vorhöfe und Herzkammern wieder mit Blut, um den nächsten Pumpvorgang vorzubereiten.

Der arterielle Druck fällt von im Schnitt 120 mm Hg systolisch in der linken Kammer und 120 mm Hg am Arm auf Werte um 30 mm Hg in den kleinsten arteriellen Blutgefäßen.

Im venösen System fällt der Blutdruck weiter kontinuierlich ab und beträgt in den Hohlvenen bzw. dem rechten Vorhof nur noch ca. 2–4 mm Hg.

Cave

Beim länger liegenden Pflegeempfänger kommt es beim Aufstehen zunächst einmal aufgrund der Schwerkraft zu einem Versacken von Blut in die Venen. Bis zu 500 ml können sich hier sammeln und fehlen dann dem restlichen Kreislauf.

Es kann zu einer Minderdurchblutung des Gehirns mit Schwindel und »Schwarzwerden vor den Augen« kommen. Solche Pflegeempfänger müssen sich langsam im Bett aufrichten (lassen) und die Beine baumeln lassen (durch die Muskelbewegungen kommt es zu einem verstärkten Rückstrom von venösem Blut). Erst dann kann man den Pflegeempfänger vorsichtig hinstellen (lassen).

4.3 Blutdruck und Puls

Der Blutdruck ist von folgenden Faktoren abhängig:

- Gesamtblutvolumen
- Blutmenge, die das Herz in einer Minute auswirft (ca. 5–6 Liter)
- Elastizität der Gefäße (Grad der »Verkalkung«)
- Anstrengung, Ruhe, Schlaf (Sauerstoffbedarf)
- Erregung, Wut, Angst (Hormonausschüttung)
- Körperlage: Liegen, Sitzen, Stehen (Volumenverteilung)
- Medikamente

Blutdruckmessung

Den Blutdruck können wir als Druck einer Pulswelle, die an die Innenwände der Blutgefäße anstößt, messen. Mit Hilfe eines Blutdruckmessgerätes und einem Stethoskop können wir zwei Werte mehr oder weniger deutlich hören.

Erster Druck: Systole

Zweiter Druck: Diastole

Der Blutdruck hat oft die Bezeichnung RR, dies beruht auf den ersten Messungen eines italienischen Arztes mit dem Namen Riva-Rocci. Auf ihm beruht auch die Messung in mm Hg, seine Messapparatur bediente sich eines Glasrohres mit einer Quecksilbersäule (chemisches Zeichen: Hg).

Das übliche Blutdruckmessgerät setzt sich aus einer aufblasbaren Manschette, einem Druckmessgerät, einem Pumpbällchen und einem Ventil zusammen. Die Manschetten gibt es in verschiedenen Größen, bei besonders dünnen Armen sollte eine sogenannte Kindermanschette benutzt werden, bei Armen mit einem Umfang von mehr als 33 cm eine extra große Manschette, da es sonst zu Fehlmessungen kommen kann.

Neuere Messgeräte pumpen maschinell die Manschette auf und zeigen den Druck auf einem Display an.

Vorgehen beim Messen des Blutdrucks mittels Manschette und Stethoskop

- Immer zur gleichen Tageszeit unter ähnlichen Bedingungen messen
- Pflegeempfänger sitzt oder liegt und sollte 15 min vorher zur Ruhe gekommen sein
- Beengende Kleidung am Arm entfernen, Oberarm entspannt in Herzhöhe platzieren
- Blutdruckmanschette luftleer und straff am Oberarm (2–3 cm oberhalb der Ellenbeuge) anlegen, Schläuche nicht verwickeln, eine eventuell vorhandene Markierung in die Ellenbeuge legen
- Ventil des Blutdruckmessgerätes schließen
- Ohr-Oliven des Stethoskops locker ins Ohr stecken (nicht in den Gehörgang hineindrücken)
- Schallempfänger des Stethoskops in der Ellenbeuge auflegen, eventuell den Rand des Schallempfängers unter der Manschette einklemmen
- Manschette mit dem Aufblasballon füllen, dabei den (Radialis-) Puls mit Zeige-, Mittel- und Ringfinger fühlen.
- Ist kein Puls mehr tastbar (der Manschettendruck entspricht dem arteriellen Blutdruck), wird die Manschette um weitere

20–40 mm Hg aufgepumpt. Die Arterie ist dann völlig abgepresst.
- Ventil leicht öffnen, so dass der Druck der Manschette langsam sinkt.
- Beim ersten wahrgenommenen Ton die Anzeige ablesen. Dies entspricht dem systolischen Druck.
- Langsam weiter Druck ablassen, die Arterie öffnet sich weiter. Ist der Manschettendruck schließlich kleiner als der diastolische Blutdruck, verschwindet das Geräusch, dies entspricht der Diastole.
- Restliche Luft ganz entweichen lassen
- Manschette entfernen, Stethoskop aus den Ohren entfernen, eventuell dem Pflegeempfänger beim Anziehen helfen
- Manschette und Stethoskop-Oliven reinigen
- Werte in die Kurve eintragen
- Erster Wert ist immer der systolische Wert

Blutdruckwerte

Je nach Körperbau, Kondition und aktueller Belastung ist der normale Blutdruck verschieden.

30 bis 40 Jahre: RR ~ 125/85 mm Hg
40 bis 60 Jahre: RR ~ 135/90 mm Hg
über 60 Jahre: RR ~ 150/95 mm Hg
Ältere Menschen haben oft Gefäße mit verhärteten Gefäßwänden, dies führt aufgrund der fehlenden Elastizität zu höheren Blutdrücken.

Fehlerquellen

- Einengende Kleidung nicht ausgezogen
- Falsche Manschette
- Manschette zu locker umgelegt
- Manschette nicht völlig luftleer
- Keine Ruhepause eingehalten
- Ruhestörung (Radio, beim Messen spricht der Pflegeempfänger etc.)

- Arm hängt herunter, Handgelenk nicht auf Herzhöhe, eine Abweichung z. B. von 10 cm nach unten führt zu einem fast 10 mm Hg zu hohen Wert; eine zu hohe Haltung ergibt entsprechend zu niedrige Werte.

Tab. B.4.1: Optimale Manschettenmaße für die Oberarm-Blutdruckmessung

Erwachsene, kleiner Armumfang	20,0–27,0 cm
Erwachsene, durchschnittlicher Armumfang	25,0–34,0 cm
Erwachsene, großer Armumfang	32,0–43,5 cm

Hypertonus

Systole/Diastole höher als 160/90 mm Hg.

Ursachen

- Arteriosklerose (Verengung/Verlust der Elastizität der Blutgefäße durch Rauchen, fettreiche Ernährung, Alter, Vererbung)
- Adipositas
- Stress
- Alkohol (Herz-/Kreislaufschäden)
- Überfunktion der Schilddrüse (hormonelle Veränderungen)
- Nierenerkrankungen (hormonelle Veränderungen)
- Körperliche Anstrengung
- Unbekannte Gründe

Symptome

- Oft symptomlos oder keine charakteristischen Beschwerden
- Morgendlicher Kopfschmerz (Verbesserung durch eine Erhöhung des Bettkopfendes)
- Schwindel, Übelkeit

- Häufiges Nasenbluten
- Abgeschlagenheit
- Schlaflosigkeit

Stark erhöhter Blutdruck

- Luftnot bei Belastung
- Herzenge (Angina pectoris)
- Sehstörungen

Therapie

- U. U. regelmäßiger Sport
- Medikamente

Hypotonus

Systole unter 100/60 mm Hg.

Ursachen

- Herz-/Kreislauferkrankungen
- Langes Liegen
- Schock
- Unterfunktion der Schilddrüse
- Ruhe
- Blutverlust
- Unbekannte Ursachen

Symptome

- Blässe, kalte Hände/Füße, Zittern
- Schnelle Ermüdbarkeit, Konzentrationsschwäche
- Kopfschmerzen, Schwindel
- Herzrasen
- Kreislaufzusammenbruch, Synkopen

Therapie

- Ausreichende Flüssigkeitszufuhr
- Nicht zu schnell aufrichten

Puls

Die »Wellen« des Blutdrucks (die schlagartig verstärkte Füllung der Arterien) können wir an oberflächlich gelegenen Arterien, die gegen einen Widerstand (Knochen, Muskeln) zu drücken sind, als Pulsieren mit den Fingerkuppen spüren, manchmal sogar mit bloßen Augen sehen.

Messung

- Puls mit drei Fingern (Zeige-, Mittel- und Ringfinger) tasten
- Mit Hilfe des Sekundenzeigers einer Uhr oder einer Pulsuhr messen
- Normalerweise wird der Puls 15 Sekunden lang gezählt und dann der erreichte Wert mit 4 multipliziert
- Bei Herzerkrankungen und Pulsveränderungen wird stets eine Minute lang gezählt.
- Die Pulskontrolle beinhaltet Frequenz, Rhythmus und Qualität und soll immer unter gleichen Bedingungen stattfinden.
- Auf keinen Fall darf der Daumen benutzt werden, da er einen zu starken Eigenpuls besitzt.

Pulsrhythmus

Der gesunde Pulsschlag ist gleichmäßig und gut tastbar. Bei einem unregelmäßigen Puls spricht man von einer Arrhythmie.

Tab. B.4.2: Pulsfrequenzen

Bezeichnung	Frequenz	Ursachen
Normale Frequenz	60–80 Schläge pro min	Gesundes Herz
Tachykardie	Mehr als 100 Schläge pro min	Erhöhter Sauerstoffbedarf (Anstrengung, Stress) Fieber (eine Erhöhung der Körpertemperatur um 1°C erhöht den Puls um 8–12 Schläge pro min) Herzerkrankungen, Schilddrüsenüberfunktion Schock
Bradykardie	Weniger als 60 Schläge pro min	Trainierte Sportler Schlaf Herzerkrankungen Schilddrüsenunterfunktion Beruhigungs- oder Herzmedikamente Erhöhter Hirndruck

Tab. B.4.3: Pulsqualität (beschreibt die Art des Pulses)

Qualität	Ursache
Hart (ein Puls, der sich kaum wegdrücken lässt)	Hoher Blutdruck oder ein erhöhter Hirndruck
Weich	Niedriger Blutdruck, Fieber oder eine Herzschwäche
Sehr schlecht tastbarer, schneller Puls (fadenförmig)	Großer Blutverlust, Kreislaufversagen, Schock und kurz vor dem Tod
Verlangsamter, voller und gespannter Puls	Hirnblutung oder Schädelverletzung

Ältere Menschen haben oft Blutgefäße mit verhärteten Wänden (Arteriosklerose), die Pulswelle und der Pulsdruck werden stärker.

Pulsmessung

Es gibt verschiedene Stellen am Körper, an denen man den arteriellen Puls leicht tasten kann, z. B.:

- Schläfen
- Hals (Carotis)
- Handgelenkpuls (Radialis)
- Leiste
- Knieinnenseite
- Fußgelenk
- Fußrücken

Messfehler

- Der eigene Daumen wird zum Messen benutzt (Verwechslung der eigenen Pulswelle mit der des Pflegeempfängers)
- Zu schwacher Druck der »Messfinger«, nicht alle Schläge können gefühlt werden
- Zu starker Druck der »Messfinger«, die Pulswelle wird unterdrückt

Bei großem Blutverlust, Kreislaufversagen, Schock oder einer Blutvergiftung kann es zu einem zentralisierten Kreislauf kommen, Beine und Arme werden dabei nicht mehr durchblutet. In einem Notfall ist daher der Leisten- bzw. der Carotispuls zu suchen, da diese am verlässlichsten tastbar und normalerweise auch bei zentralisiertem Kreislauf nachweisbar sind.

4.4 Erkrankungen durch Veränderung der Blutgefäße

4.4.1 Bluthochdruck (Hypertonie)

Krankhafte Steigerung des systolischen Werts auf über 160 mm Hg und des diastolischen Werts auf über 90 mm Hg.

Ursachen

- Oft unbekannt
- Risikofaktoren siehe unten

Symptome

- Zunächst normalerweise kaum Beschwerden
- Schwindelgefühle
- Kopfschmerz
- Schnelles Nasenbluten
- Nervosität

Bei länger bestehendem Bluthochdruck:

- Trotz extremer Muskelzunahme reicht die Pumpleistung nicht mehr aus, es kommt zur Herzinsuffizienz (Herzschwäche), »Stechen in der Brust«.

Plötzlich auftretende, sehr starke Blutdruckerhöhungen:

- Kopfschmerzen
- Übelkeit
- Erbrechen
- Taubheitsgefühl
- Ausfall der Durchblutung in Händen und Füßen
- Schwere Atemnot
- Herzenge (Angina pectoris)

In so einer Krise ist sofort ein Arzt zu verständigen!

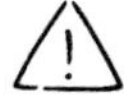

Risikofaktor für Gefäßerkrankungen

Der erhöhte Druck kann zu kleinsten Rissen in der Innenwand der Blutgefäße führen. Deren »Reparatur« führt zu einer Verdickung und Verhärtung der sonst flexiblen Gefäßwand. Es kommt zu einer Gefäßverengung mit einer Unterversorgung des nachfolgenden Organs oder Organabschnitts.

Risikofaktoren

- Ungesunde Ernährung
- Stress
- Alkohol und Rauchen
- Diabetes oder erhöhte Cholesterinwerte
- Erbliche Faktoren

4.4.2 Arteriosklerose

Arteriosklerose (»Arterienverkalkung«, Arterienverhärtung) und ihre Folgekrankheiten sind die häufigsten Todesursachen in der westlichen Welt.

- Koronare Herzkrankheit
- teilweiser oder kompletter Verschluss der Gehirnblutgefäße
- Periphere arterielle Verschlusskrankheit
- Nierenversagen, Ödeme, vielfach als »Wasser in den Beinen« beschrieben.

Ursache

- Ablagerungen von Blutfetten (Cholesterin), Thromben, Bindegewebe, in geringeren Mengen auch Kalk in den Gefäßwänden der Arterien.

Risikofaktoren

- Erhöhter Cholesterinspiegel
- Bluthochdruck
- Rauchen
- Diabetes mellitus
- Mangelnde Bewegung
- Übergewicht

Cholesterin

Natürlicher Bestandteil unserer Nahrung (kein Fett!).

LDL-Cholesterin »Lass Das Lieber«)

- Cholesterintransport über das Blut zu den Organen
- Kann zu Ablagerungen an den Blutgefäßwänden mit einem Verschluss führen (**Arteriosklerose**)

HDL-Cholesterin (Merkhilfe: »Hab Dich Lieb«)

- Cholesterintransport aus den Organen in die Leber zum dortigen Abbau

4.4.3 Koronare Herzerkrankung

Einengung oder Verschluss eines/mehrerer Herzkranzgefäße.

Angina pectoris

Plötzliche »Herzenge«, häufig sind Angina Pectoris-Anfälle das Vorstadium eines Herzinfarktes.

Symptome

- Plötzliche, heftige Schmerzen hinter dem Brustbein mit starkem Engegefühl
- Anhaltender Brustschmerz, der in die Arme, den Bauch, zwischen die Schulterblätter oder in den Unterkiefer ausstrahlen kann
- Atemnot
- Unruhe
- Todesangst
- Übelkeit, Erbrechen
- Blässe, fahl-graue Gesichtsfarbe, kalter Schweiß im Gesicht

Akuter Herzinfarkt

Verschluss eines oder mehrerer Herzkranzgefäße

- Unzureichende Sauerstoffzufuhr des dahinterliegenden Gewebes
- Nach 3–6 Stunden ist das Muskelgewebe abgestorben.

Risikofaktoren

- Rauchen
- Hypertonie (Bluthochdruck)
- Fettstoffwechselstörungen
- Übergewicht
- Diabetes
- Stress

Symptome

- 20 % der Betroffenen (meist Diabetiker/ältere Menschen) haben kaum oder gar keine Schmerzen (stummer Infarkt).
- Plötzliche, heftige Schmerzen hinter dem Brustbein mit starkem Engegefühl

- Anhaltender Brustschmerz, der in die Arme, den Bauch, zwischen die Schulterblätter oder in den Unterkiefer ausstrahlen kann
- Atemnot
- Unruhe
- Todesangst
- Übelkeit, Erbrechen
- Blässe, fahl-graue Gesichtsfarbe, kalter Schweiß im Gesicht
- Plötzlicher Kreislaufzusammenbruch, ggf. mit Bewusstlosigkeit und Schock

Zusätzliche Symptome bei Frauen:

- Andauernde allgemeine Schwäche
- Andauernde Müdigkeit

Die ersten 15 Minuten sind entscheidend, Betroffene mit Verdacht auf einen Herzinfarkt müssen sofort mit einem Notarzt in ein Krankenhaus.

Sofortmaßnahmen

- Oberkörper hochlagern, Beine tieflagern
- Beengende Kleidung entfernen
- Atmung kontrollieren
- 112 anrufen
- Weiter die Atmung kontrollieren

4.4.4 Periphere arterielle Verschlusskrankheit (PAVK)

Verengungen der Becken- und Beinarterien (95 % Arteriosklerose).

Menschen mit einer PAVK haben in den allermeisten Fällen auch Verkalkungen in anderen Gefäßen (erhöhte Gefahr von Schlaganfall, koronarer Herzerkrankung und Herzinfarkt).

Ursachen

- Bluthochdruck
- Zuckerkrankheit (Diabetes mellitus)
- Erhöhter Cholesterinspiegel
- Rauchen
- Hypertonie
- Vererbung

Symptome

- Symptome treten oft erst bei Verengungen von mehr als 90 % auf (neugebildete Umgehungskreisläufe = Kollaterale übernehmen die Versorgung).
- Erste Anzeichen sind Schmerzen bei Belastung, die unterhalb der Gefäßverengung auftreten (»Raucherbein«).
- Nach kurzen Gehstrecken Zwangspausen: Der Sauerstoffverbrauch der Beinmuskulatur kann nicht mehr geleistet werden, es kommt zu starken Schmerzen. Nach einer kurzen Pause, z. B. an einem Schaufenster (Schaufenster-Krankheit) kann wieder eine kürzere Gehstrecke zurückgelegt werden.
- Später anhaltende Ruheschmerzen oder Absterben der Zehen

4.4.5 Thrombose

Blutgerinnsel (Thrombus), meist in den tiefen Venen

- Rund ein Drittel der Betroffenen bekommt innerhalb von acht Jahren erneut eine Thrombose, wobei dieses Risiko eines erneuten Gefäßverschlusses bei Männern deutlich höher ist.
- Je nach Lage, Art und Größe der Thrombose werden Thrombosen von den Betroffenen nicht unbedingt bemerkt.

Ursachen

Virchow-Trias

1. Verlangsamter Blutfluss, der durch ungenügende Bewegung, eine schlechte Körperhaltung, bei der ein Gefäß abgeklemmt wird, oder durch eine Veränderung des Gefäßes entsteht
2. Veränderung der Gefäßinnenwände durch Ablagerungen oder schlechte Nähr- und Sauerstoffversorgung der Gefäße
3. Veränderung der Blutgerinnung, die durch Stress, Hormone, Medikamente, Krankheiten oder einen operativen Eingriff hervorgerufen werden kann.

Risikofaktoren

- Bewegungseinschränkung: Bewusstlose, Gelähmte und schwer kranke Pflegeempfänger nach Operationen oder Frauen nach einer Entbindung
- Hohes Alter (oft eingeschränkte Herzleistung, Gefäßveränderungen, wenig mobil)
- Rauchen (vor allem bei gleichzeitiger Einnahme von Verhütungsmitteln)
- Hormonveränderung bei Frauen (Schwangerschaft, Verhütungsmittel)
- Übergewicht
- Diabetes
- Herzerkrankungen
- Gerinnungsstörungen
- Flugreisen: länger andauerndes Sitzen und eine Zunahme der Konzentration der Blutflüssigkeit (Zunahme der Blutdicke) durch die niedrige Luftfeuchtigkeit im Flugzeugkabinenraum

Jeder, der bereits eine Thrombose hatte, ist gefährdet, erneut eine Thrombose zu erleiden. Beim Vorliegen von Risikofaktoren ist in diesen Fällen auf eine konsequente Thromboseprophylaxe zu achten. In vielen Fällen entwickelt sich eine bleibende Venenschwäche mit Wassereinlagerung ins Gewebe (Ödem), der Entstehung von

Krampfadern, der Entzündung der Haut (Dermatitis) und der Bildung von Geschwüren (Ulcera).

Venöse Thrombosen

- Hauptsächlich in den Beinen (Beinvenenthrombosen) und dem Becken.
- Oberflächliche Thrombosen (Thrombophlebitis) in äußeren Venen, häufigste Ursache sind Krampfadern
- Tiefe Venenthrombosen (TVT) in tiefliegenden und direkt zum Herzen führenden, großen Venen

Symptome (bei ausgeprägten Venenthrombosen)

- Schwellung und Wärmegefühl im betroffenen Körperteil
- Gerötete und gespannte Haut, eventuell Blaufärbung
- Spannungsgefühl und Schmerzen in Fuß, Wade und Kniekehle (Linderung bei Hochlagerung)

Arterielle Thrombose

Bildung eines Blutgerinnsels in einer Arterie

Ursachen

- Verletzungen der Gefäßinnenwände

Symptome

Je nach betroffenem Organ sind die Beschwerden unterschiedlich.

Herz:

- Herzinfarkt

Gehirn:

- Schlaganfall

Extremität (meist ein Bein):

- Kalt und blass
- Sehr starke Schmerzen
- Kein Puls
- Funktion ist stark eingeschränkt

Darm:

- Sehr starke Bauchschmerzen, die nach einigen Stunden wieder aufhören können und zu der gefährlichen Annahme führen können, dass alles wieder in Ordnung sei und kein Arzt aufgesucht werden müsse.

Niere:

- Starke Flankenschmerzen
- Blutiger Urin

Augen:

- Störungen der Sehfähigkeit bis hin zur Blindheit

4.4.6 Thromboseprophylaxe

Frühmobilisierung

Langes Sitzen/Liegen behindert durch Abklemmen der Venen und fehlender Muskelpumpe den venösen Blutrückfluss zum Herzen.

- Pflegeempfänger auf die Notwendigkeit der Bewegung hinweisen, motivieren und ermutigen, aufzustehen und sich zu bewegen

- Bei verordneter Bettruhe: Rückstrom fördernde Gymnastik anbieten, z. B. Beine anwinkeln und strecken, Anspannen/Entspannen der Unterschenkel-Muskulatur, Füße kreisen lassen, Zehen krallen und entspannen

Entstauende Lagerung

- Knie nicht hohl lagern, um einen venösen Blutrückfluss zu ermöglichen
- Leiste nicht abknicken, um arteriellen Blutfluss nicht zu behindern
- Beine hochlagern, um einen venösen Blutrückfluss zu ermöglichen
- Beine nicht überkreuzen, um einen venösen Blutrückfluss zu ermöglichen

Venenkompression

Antithrombosestrümpfe

- Strümpfe müssen angepasst werden
- Vor dem Anlegen das Bein 20 Minuten hoch lagern (Entstauen)
- Tägliche Hautbeobachtung und Pflege des Beines
- Alle 2–3 Tage oder bei Verschmutzung Strümpfe wechseln

Thrombosestrümpfe müssen von innen nach außen gestülpt werden, das Fußteil wird dann nach innen gestülpt. Das Fußteil über den Fuß und Hacken ziehen, die Zehen müssen zur Begutachtung der Durchblutung offen bleiben. Dann den Strumpf entlang des Beines nach oben rollen. Der Strumpf muss fest anliegen und sollte keine Lufträume oder Falten aufweisen, das Gummi darf das Bein nicht abschnüren.

Wickel

Material

- Kurzzugbinden mit hohem Arbeitsdruck und niedrigem Ruhedruck
- Polsterwatte zum Unterpolstern druckgefährdeter Körperstellen
- Pflasterstreifen zur Fixierung
- Fuß im 90-Grad-Winkel
- 30 min nach Anlegen Kontrolle des Verbandes/der Zehen: Bei Lockerung des Verbandes, Sensibilitätsstörungen, Schmerzen und kalten, bläulich verfärbten Zehen Verband entfernen und neu anlegen.

Cave: Keine Antithrombosestrümpfe/Beinwickel bei bekannter arterieller Verschlusskrankheit, Sensibilitätsstörungen, Drucknekrosen, vorhandener Thrombose

Andere Prophylaxen

- Wechselbäder: bessere Durchblutung
- Heparinisierung, Marcumar, ASS
- Flüssigkeitszufuhr: Zu wenig Flüssigkeit im Körper verdickt das Blut, kontinuierlich Trinken anbieten und ermöglichen, vorzugsweise Wasser, Früchtetee oder Saftschorle (2 l am Tag).

4.4.7 Embolie

Einen Thrombus, der sich von seiner Entstehungsstelle löst und andere Fremdstoffe, die mit dem Blut durch den Körper geschwemmt werden, bezeichnet man als Embolus.

Ursache

- Thromben beginnen sich zwischen dem 8. und dem 12. Tag aufzulösen. Dabei kann es zu einer Ablösung von der Gefäßwand kommen.

- Fremdmaterial: Fettgewebe nach einem Unfall/einer Operation, Fruchtwasser nach einer Geburt

Arterielle Embolie: Ursprung meist im linken Herzen
Venöse Embolie: Ursprung in einer Vene meist im Bereich der unteren Extremitäten.

Besonders gefährdet für Embolien nach Venenthrombosen sind die großen und kleinen Gefäße in der Lunge (Lungenembolie).

Risikofaktoren

- Rauchen
- Bluthochdruck (Hypertonie)
- Diabetes mellitus (Zuckerkrankheit)
- Übergewicht (Adipositas)
- Venenerkrankungen wie Venenentzündungen oder Krampfadern (Varizen)

Symptome

Extremitätenembolie:

- Schmerzen
- Blässe
- Gefühlsstörung
- Fehlender Puls
- Lähmung

Lungenembolie:

- Plötzliche Atemnot
- Beschleunigung der Atmung
- Herzrasen
- Blutdruckabfall
- Kreislaufschock bis zu einer Überlastung des Herzens mit Todesfolge

Hirnembolie (Schlaganfall):

- Bewusstlosigkeit
- Lähmungen

Herzembolie aus dem linken Vorhof:

- Relativ selten, Herzinfarkt

Prophylaxe siehe Kapitel 4.4.5 Thrombose (► Kap. 4.4.5)

4.4.8 Transitorisch Ischämische Attacke (TIA)

Vorübergehender Verschluss eines kleinen Blutgefäßes im Gehirn durch ein Blutgerinnsel (Mikroembolie), welches sich später selbst auflöst.

Symptome

- Siehe Kapitel 4.4.9 Apoplex oder Schlaganfall (► Kap. 4.4.9), die Symptome bilden sich aber vollständig zurück.
- Symptome dauern wenige Minuten bis Stunden (definitionsgemäß maximal 24 Stunden)
- Beim PRIND (Prolongiertes reversibles ischämisches neurologisches Defizit) treten dieselben Symptome auf, aber erst nach 24 bis 28 Stunden.

Risikofaktoren, Ursachen: siehe Kapitel 4.4.9 Apoplex oder Schlaganfall (► Kap. 4.4.9)

4.4.9 Apoplex oder Schlaganfall

Plötzliche Unterversorgung eines Hirngebietes mit Blut.

Da sich die Nervenbahnen beim Verlassen des Gehirns kreuzen, kommt es bei einem Gefäßverschluss in der linken Hirnhälfte zu rechtsseitigen Symptomen.

Risikofaktoren

- Bluthochdruck
- Rauchen
- Übergewicht

Ursachen

Hirnblutungen

- Einengung der Umgebung, Nerven und Blutgefäße werden abgedrückt

Hirninfarkt

- Arteriosklerose

Hirnembolie

- Thrombus aus dem linken Herzen

Symptome

Je nach Ort des Gefäßverschlusses sind Ausfälle der zu versorgenden Organe die Folge. Nach maximal 30 bis 60 Minuten geht das nicht mehr von dem Blutgefäß versorgte Hirngewebe zugrunde.

- Plötzlich auftretende, sehr heftige Kopfschmerzen
- Bewusstseinstrübung bis hin zur Bewusstlosigkeit
- Plötzliche Schwäche/Gefühlsstörungen einer Körperseite, hängender Mundwinkel
- Verlust der Sprechfähigkeit oder Schwierigkeiten, Gesprochenes zu verstehen
- Plötzliche Sehstörung, vorübergehende Doppelbilder
- Plötzlich einsetzender Schwindel mit Gangunsicherheit
- Unkontrollierter Harn- und/oder Stuhlabgang (Inkontinenz)

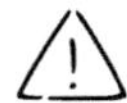

Die Symptome hängen von der betroffenen Hirnregion ab.

Bei einem Verdacht auf Schlaganfall ist sofort ein Arzt zu informieren!

Vorzeichen

- Gleichgewichtsstörungen
- Seh- oder Hörstörungen
- Kopfschmerzen
- Taubheitsgefühl in Armen und Beinen
- Sprach- und Sprachverständnisschwierigkeiten

Sofortmaßnahmen

- Schnellstmöglich Notruf veranlassen mit Hinweis »Verdacht auf Schlaganfall«
- Ansprechen, Patient beruhigen
- Lagerung des Patienten mit erhöhtem Oberkörper
- Bewusstlosigkeit: stabile Seitenlage
- Atem-/Kreislaufstillstand: Herz-Lungen-Wiederbelebung
- Betreuen des Patienten bis zum Eintreffen des Rettungsdienstes
- Ständige Kontrolle der Atmung

Therapie

- Stroke-Unit (Spezialabteilung in Krankenhäusern, medikamentöse Auflösung des Verschlusses, Spezialkatheter)
- Die therapeutische Pflege von hirngeschädigten Menschen muss so früh wie möglich beginnen, damit negative Entwicklungen, wie die Ausbildung von Spastik und das Erlernen krankheitsbedingter (unnötiger, zunächst leichterer) Bewegungsabläufe, verhindert bzw. kontrolliert werden können.
- Alle beteiligten Personen müssen sich an das Pflegekonzept halten, auch Angehörige!
- Das Wiedererlernen von gewohnten Tätigkeiten bedarf sehr viel Geduld von pflegender Seite wie auch vom Pflegeempfänger.

- Am Anfang stehen kleine, einfache Übungen und viele Wiederholungen, das steigert die Erfolgserlebnisse und macht Mut, weiterzumachen.
- Auf keinen Fall sollten Tätigkeiten/Teile einer Tätigkeit übernommen werden, die der Pflegeempfänger selbst verrichten kann.
- Ein Drittel der Betroffenen bleibt pflegebedürftig.
- Nach einem Schlaganfall können teilweise auch andere Regionen des Gehirns die Funktionen der ausgefallenen Bereiche übernehmen.
- Die Pflegeempfänger müssen für den Rest ihres Lebens gerinnungshemmende Medikamente wie ASS einnehmen.

Der bei Krankheitseintritt noch schlaffe Muskeltonus wird nach wenigen Wochen spastisch (krampfartig erhöhter Muskeltonus). Es kann zu übersteigerten Reflexen und unkontrollierten Bewegungsreaktionen kommen. Der Pflegeempfänger sollte daher Bewegungsabläufe erlernen, die den spastischen Muskeltonus hemmen.

Durch eine besondere Lagerung (Bobath-Lagerung) soll die Spastik ebenfalls gehemmt werden.

Pflegeprobleme

- Sprachstörungen
- Sehstörungen
- Wesensveränderungen
- Inkontinenz
- Lähmungen, Spastiken (unwillkürliche Reflexbewegung)
- Kontrakturen (Verkürzung von Bändern und Sehnen), schlaffe Lähmungen (fehlender Muskeltonus)
- Kommunikationsprobleme
- Thrombose (fehlende Bewegung)
- Dekubitus (fehlende Empfindung)
- Pneumonie (Bewegungseinschränkung)
- Pilzbefall im Mund (Lähmungen im Mundbereich)
- Obstipation/Verstopfung, (mangelnde Bewegung)
- Aspirationsgefahr (Lähmungen im Mundbereich)

- Sturzgefahr
- Konzentrationsschwäche, Gedächtnisschwäche, mangelnde Krankheitseinsicht

5 Ernährungslehre

5.1 Ernährungslehre

Energiespender

- Fette: 1 g liefert 38,9 kJ
- Kohlenhydrate:1 g liefert 17,2 kJ
- Eiweiß: 1 g liefert 17,2 kJ
- Eine Kalorie entspricht ungefähr 4,2 Joule
- Kilokalorie (kcal) bzw. Kilojoule (kJ) entsprechen dem 1000-fachen einer Kalorie (cal) bzw. eines Joule (J).
- Jugendliche haben im Wachstum einen höheren Energiebedarf.
- Im Alter ist der Energiebedarf um etwa 30 % herabgesetzt (ein Teil der Muskelmasse wird durch Fett ersetzt, dieses hat einen geringeren Energiebedarf).

Funktionen

Baustoffe

- Proteine (Eiweiß)
- Mineralsalze

Betriebsstoffe

- Fette (Lipide)
- Kohlenhydrate

Schutzstoffe

- Vitamine
- Mineralstoffe
- Nahrungsfasern

Außerdem gibt es noch Wasser, Geruchsstoffe, Geschmacksstoffe und Farbstoffe.

Ausgewogene Ernährung: 55 % Kohlenhydrate, 15 % Eiweiß und 30 % Fett, außerdem Vitamine, Salze, Ballaststoffe und Wasser

Nahrungsbestandteile

Eiweiß

Der menschliche Körper besteht zu 15–20 % aus Eiweiß.

- Tierische/pflanzliche Eiweiße werden im Darm in ihre Bestandteile (Aminosäuren) zerlegt und im Körper wieder neu zusammengesetzt.
- Gute Eiweißlieferanten: Fisch, Brot, Sojabohnen, Getreideflocken, Hülsenfrüchte, Kartoffeln (im Gegensatz zu Fleisch/Eiern nur wenig oder kein Fett/Cholesterin)
- Höherer Eiweißbedarf im Alter (eingeschränkte Eiweißaufnahme)
- Herabsetzung der Leistungsfähigkeit/Widerstandsfähigkeit gegenüber Infektionen durch Eiweißmangel

Eiweißgehalt einiger Nahrungsmittel:

- 100 g Gouda = 25 g
- 100 g Putenbrust = 24 g
- 100 g Kartoffeln = 2 g

Fette

Der normale Fettanteil des Körpers ist auch altersabhängig.

- Fette dienen dem Schutz von inneren Organen und als Energiereserve.
- Vitamine A, D, E und K können nur mit Fetten aufgenommen werden.
- Unser Essen schmeckt fade, wenn Fette fehlen, sie dienen u. a. als Geschmacksträger.

Fettbegleitstoff Cholesterin

Besonders cholesterinreich:

- Eigelb
- Innereien
- Sahne
- Mayonnaise
- Schalen- und Krustentiere

LDL-Cholesterin (Merkhilfe: »**L**ass **D**as **L**ieber«)

- Cholesterintransport über das Blut zu den Organen
- Kann zu Ablagerungen an den Blutgefäßwänden mit einem Verschluss führen (Arteriosklerose)

HDL-Cholesterin (Merkhilfe: »**H**ab **D**ich **L**ieb«)

- Cholesterintransport aus den Organen in die Leber zum Abbau

Tierische Fette sind in fast allen Lebensmitteln als »versteckte Fette« enthalten:

- Fleischprodukte
- Milchprodukte
- Schokolade, Kuchen, Gebäck

Pflanzliche Fette sind z. B. in Olivenöl, Rapsöl, Maiskeimöl und Sonnenblumenöl enthalten.

- Lebensnotwendige ungesättigte Fettsäuren
- B-Vitamine
- Vitamin E
- Mineralstoffe Calcium, Magnesium, Kalium und Eisen.

Mindestens die Hälfte der täglich verzehrten Fettmenge sollte pflanzlicher Herkunft sein.

Ein Durchschnittsbürger nimmt ca. 140 g Fett täglich zu sich. Empfohlen werden maximal 60–70 g.

Fettgehalt einiger Nahrungsmittel

- 100 g–Beutel Erdnüsse = 50 g Fett
- 100 g Kartoffelchips = 40 g Fett
- 1 Bratwurst = 32 g Fett
- 1 Tafel Schokolade (100 g) = 30 g Fett

Kohlenhydrate

- Beste Energiequelle
- Kohlenhydratreiche Nahrung versorgt den Körper gleichzeitig mit Vitaminen, Mineralstoffen und Ballaststoffen.
- Getreide, Gemüse und Obst enthalten fast alle lebensnotwendigen Nährstoffe wie B-Vitamine, Vitamin E, Mineralstoffe wie Kalium, Magnesium und Eisen, pflanzliches Eiweiß und Ballaststoffe.
- Getreide sollte den Großteil der täglichen Nahrung ausmachen.
- Hellem Mehl fehlen die Ballaststoffe.
- Kohlenhydrate wirken sich immer auf den Blutzuckerspiegel aus.
- Zucker liefert zwar auch Energie, aber ohne Vitamine, Mineralstoffe oder Ballaststoffe.
- Industriezucker wird am schnellsten resorbiert, d. h. nach seinem Verzehr steigt der Blutzucker stark an.
- Geringe Blutzuckerschwankungen bedeuten eine konstante Leistungsfähigkeit.

Nahrungsfasern, Ballaststoffe

- Nahrungsanteile, die nicht dem Aufbau oder der Energiegewinnung dienen
- Können viel Wasser aufnehmen und tragen so zum Sättigungsgefühl bei
- Regen die Darmtätigkeit an/wirken einer Verstopfung entgegen

Bei einer Umstellung auf gesündere, ballaststoffreichere Lebensmittel braucht der Darm etwas Zeit, sich an die Ballaststoffe zu gewöhnen, da das Verdauungssystem des modernen Menschen träge geworden ist. Eine langsame Umstellung bewahrt vor Blähungen und Schweregefühl im Magen.

Wasser

- Der Mensch besteht zu etwa 2/3 aus Wasser (Säuglinge zu etwa 80 Prozent, 80-Jährige zu etwa 50 Prozent)
- Männer haben einen etwas höheren Wasseranteil als Frauen, jüngere Menschen einen höheren als ältere.
- Der Hauptanteil wird für die Ausscheidung von Stoffwechselprodukten/Salzen über die Niere benötigt.
- Verlust durch Schwitzen und die Atmung
- Ein Sportler von 70 kg Körpergewicht kann bis zu 1,8 l Schweiß pro Stunde abgeben.

Ein ausgewachsener Mensch sollte am Tag mindestens 2 l trinken, um seinen Wasserhaushalt auszugleichen.

Übermäßiger Wasserverlust

- Blutverdickung
- Verringerung der Leistungsfähigkeit
- Reduzierte Durchblutung
- Blutdrucksenkung
- Steigerung der Herzfrequenz
- Produktion von Schweiß oder Urin wird reduziert

- Später Kopfschmerzen und Muskelermüdung, danach setzen Bewusstseinstrübungen und Krämpfe ein, bis am Ende der Tod eintritt.

Mineralsalze

Sie werden für viele Körperfunktionen und für den Aufbau von u. a. Knochen gebraucht.

- Mengenelemente:

Calcium, Chlor, Kalium, Magnesium, Natrium, Phosphor, Schwefel

- Spurenelemente:

Arsen, Cobalt, Chrom, Eisen, Fluor, Jod, Kobalt, Kupfer, Mangan, Molybdän, Selen, Vanadium, Zink, Zinn, Vitamine

Vitamine

- Baustoffe verschiedener, lebenswichtiger Stoffwechselfunktionen (z. B. zur Bildung von Hormonen)
- Bis auf Vitamin D und K können sie nicht vom Körper selbst hergestellt und müssen deshalb mit der Nahrung aufgenommen werden.
- Einige Vitamine werden dem Körper als Vorstufen (Provitamine) zugeführt, die der Körper dann in Vitamine umwandelt.

Fettlösliche Vitamine

ED(E)KA (Merkhilfe): E (Tocopherol), D (Calciferol), K (Phyllochinon) und A (Retinol/β-Carotin)

Wasserlösliche Vitamine

Vitamin-B-Komplex, B1 (Thiamin), B2 (Riboflavin), B3 (Niacin, Nicotinsäureamid und Nicotinsäure), B5 (Pantothensäure), B6 (Pyridoxin), B7 (Biotin), B9 (Folsäure), B12 (Cobalamin), Vitamin C (Ascorbinsäure).

5.2 Gewicht und Größe

Eine Maßeinheit für ein gesundes Gewicht heißt BMI (Normalgewicht nach Alter): Body-Mass-Index, das Körpergewicht in kg durch die Körpergröße in m zum Quadrat. Der BMI ändert sich mit dem Alter.
19–24 Jahre: BMI 19–24
25–34 Jahre: BMI 20–25
35–44 Jahre: BMI 21–26
45–54 Jahre: BMI 22–27
55–64 Jahre: BMI 23–28

- Männer haben in der Regel einen höheren Anteil an schwerer Muskelmasse als Frauen, der BMI kann deshalb etwas höher ausfallen.
- Ein hoher Fettanteil mit geringer Muskelmasse kann genauso zu einem normalen BMI führen, wie ein geringer Fettanteil mit viel Muskelmasse.

Die Größe eines Pflegeempfängers ergibt in Bezug zu seinem Körpergewicht eine ungefähre Aussage über seinen Ernährungszustand. Die Körpergröße sollte immer zum gleichen Zeitpunkt, mit dem gleichen, festen Messgerät und natürlich barfuß gemessen werden.

6 Anatomie und Physiologie des Verdauungssystems

Einführung

Unser Verdauungssystem besteht aus verschiedenen Organen, deren Ziel es ist, die aufgenommene Nahrung zu prüfen, zu zerkleinern, sie möglichst keimfrei zu machen und sie mechanisch und chemisch so aufzubereiten, dass unser Körper sie aufnehmen und verwerten kann, um anschließend die Abfallstoffe wieder aus dem Körper entfernen zu können.

6.1 Mund

Zähne

- Zerkleinern der Nahrung

Speicheldrüsen

- Nahrung anfeuchten
- Zucker vorverdauen
- Bakterien abtöten
- Produktion von Speichel (1,5 l/Tag)

Zunge

Das Aussehen der Zunge kann wichtige Hinweise auf den Pflegezustand eines Pflegeempfängers geben, sie sollte sauber, matt rosa und feucht sein.

- Schmecken von süß, sauer, salzig und bitter (all unsere Geschmacksempfindungen können wir aber nur so genau unterscheiden und erkennen, weil wir sie gleichzeitig riechen können!).
- Transport des Nahrungsbreis in den Rachen.

Rachen

- Zuordnung von Luft und Speisen

Schluckreflex

- Der Kehldeckel verschließt die Luftröhre.
- Das Gaumenzäpfchen schließt den Nasenzugang.

Dieser Schluckreflex bleibt beim gesunden Menschen das ganze Leben lang erhalten.

Atmen

- Der Kehldeckel wird nach oben geklappt.
- Das Gaumenzäpfchen hängt locker vor dem Nasenzugang.

6.2 Speiseröhre

Ca. 25 cm langer Schlauch.

- Aufeinander folgendes Zusammenziehen der Ringmuskulatur befördert die Nahrung in den Magen.
- In Ruhe verschlossenes unteres Ende verhindert den Rückfluss (Reflux) von Mageninhalten in die Speiseröhre.

6.3 Magen

Muskuläres Hohlorgan.

- Innere schützende Schleimhaut
- Fasst bis zu 2 l Nahrungsbrei, dieser kann 1–5 h gespeichert werden
- Hoher Fettanteil in der Nahrung verzögert die Entleerung
- Dünner Speisebrei passiert den Magen schneller als große Nahrungsbestandteile.
- Der von der Schleimhaut produzierte Magensaft (3 l/24 h) besteht aus Wasser, Schleim, Salzsäure, Salzen und Verdauungsenzymen für Eiweiße.
- Salzsäure tötet Bakterien und unterstützt die Verdauung von Eiweißen.
- Eine Art Deckel, der Pförtner, schließt den Magen zum Zwölffingerdarm.

6.4 Zwölffingerdarm, Gallenblase, Bauchspeicheldrüse

Ca. zwölf fingerbreit langer Verdauungsschlauch.

- Einmündung vom Gallengang der Gallenblase und dem Gang der Bauchspeicheldrüse

- Gallenblase: speichert fettverdauende Enzyme und gibt diese über den Gallengang in den Zwölffingerdarm ab
- Bauchspeicheldrüse: Produktion von Insulin (ein blutzuckersenkendes Hormon) und Glukagon (ein blutzuckererhöhendes Hormon)

6.5 Leber

Zentrales Organ des Stoffwechsels.

- Sondert Gallensaft ab, der in der Gallenblase eingedickt zwischengelagert wird
- Vorverdaute Nährstoffe werden in der Leber weiterverarbeitet, gespeichert und über das Blut dem Körper zur Verfügung gestellt.
- Speicherung von Blut, überschüssigem Blutzucker, Vitamine A, D, E, K und B12
- Entgiftung (Nikotin, Alkohol etc.)
- Aufbau von Eiweißen und Blutgerinnungsfaktoren
- Abbau von verbrauchten roten Blutkörperchen. Es entsteht Bilirubin (mit der Gallenflüssigkeit Ursache der dunklen Farbe des Stuhls)
- Abfallprodukte des Eiweißabbaus werden über das Blut zu den Nieren geleitet, die diese dann ausscheiden.

Niere:

Siehe Kapitel 11 Uro-Genitalsystem (▶ Kap. 11)

6.6 Dünndarm

5–6 m langer Verdauungsschlauch. Er ist in Falten gelegt, die Oberfläche wird so um den Faktor 600 auf ca. 200 m^2 vergrößert.

- Verdauung des Nahrungsbreis durch Enzyme
- Übergang von Nährstoffen in das Blut und Lymphe
- Aufnahme der nicht verbrauchten Verdauungssäfte in den Blut- und Lymphkreislauf

6.7 Milz

Lymphatisches Organ (s. u.).

- Ab- und Aufbau von Blutkörperchen
- Bildung von Antikörpern

6.8 Dickdarm und Enddarm

Ca. 1,5 m langer Verdauungsschlauch.

- Keine Verdauung
- Aufnahme von Resten der Verdauungssäfte
- Zersetzung der Nahrungsreste durch Kolibakterien. Dabei entstehende Darmgase werden zu 90 % vom Körper aufgenommen und über die Leber entgiftet. Der Rest wird als Blähung abgegeben.
- Transport des eingedickten Restes durch Muskelbewegungen in den Enddarm, um als Stuhl wieder ausgeschieden zu werden

6.9 Lymphsystem

Teil des Abwehrsystems, bestehend aus lymphatischen Organen und dem Lymphgefäßsystem.

- Lymphatische Organe: Knochenmark, Wurmfortsatz, Rachenmandeln, Lymphknoten, Milz u. a.
- Lymphgefäßsystem: Gefäße, die Gewebeflüssigkeit (Lymphe) aus der Peripherie in den zentralen Blutkreislauf transportieren
- Lymphe: Transportmittel für winzige Fettkügelchen aus dem Dünndarm und für Stoffe, die nicht sofort dem Blut beigemischt werden, sondern erst gefiltert werden müssen(z. B. Bakterien, Geschwürzellen)
- Lymphknoten: Filterung/Abbau von Krankheitserregern, Fremdkörpern oder Tumorzellen durch Fresszellen/Lymphozyten aus der Milz

6.10 Pfortader

Große Vene, die das Blut aus Magen, Dünndarm, Dickdarm, Teilen des Mastdarms, Bauchspeicheldrüse und Milz sammelt und es der Leber zuführt.

7 Erkrankungen der Verdauungsorgane

Einführung

Die meisten Menschen der westlichen Welt können sich mit einer Vollkost, die alle notwendigen Nahrungsbestandteile enthält, versorgen und haben keinerlei Einschränkungen zu beachten. Aufgrund verschiedener Ursachen ernähren sich viele Menschen trotzdem zu fettig, zu süß und insgesamt zu kalorienreich. Dafür fehlt es oft an Ballaststoffen und Mineralien.

7.1 Speiseröhre

Refluxerkrankung (Sodbrennen)

Reflux (Zurücklaufen) von saurem Magensaft in die Speiseröhre.

Symptome

- Sodbrennen (Brennen in der Brustbeingegend, z. T. bis in den Rachen)

Ursachen

- Magensäure fließt in die Speiseröhre

- Verätzung der Speiseröhrenschleimhaut, führt zur Speiseröhrenentzündung
- Kann Speiseröhrenkrebs begünstigen

Linderung

- Süßes, Alkohol, Nikotin, Kaffee, Schokolade und fettiges Essen meiden (vermehrte Säureproduktion)
- Mehrere kleine, leichte Mahlzeiten
- Medikamente

Krampfadern in der Speiseröhre (Blutungs-/Lebensgefahr!)

Symptome

- Zuerst keine Symptome
- Blutiger Husten bei Einriss

Ursache

- Leberzirrhose
- Alkohol

Ernährung

- Flüssige, breiige Ernährung
- Kein Alkohol, Nikotin oder Kaffee

Therapie

- Endoskopische Blutungsstillung
- Spezielle Sonden

Speiseröhrenkrebs

Eher selten, Männer sind etwa dreimal so häufig davon betroffen wie Frauen.

Symptome

- Schluckbeschwerden

Ursachen

- Hochprozentiger Alkohol
- Rauchen
- Heiße Getränke
- Nitrosamine (in vielen Nahrungsmitteln enthalten)
- Aflatoxine (Gift aus Schimmelpilzen)
- Achalasie (unterer Speiseröhrenschließmuskel erschlafft nicht ausreichend, die Nahrung kann nicht problemlos passieren)

Ernährung

- Flüssige, breiige Speisen

Therapie

- Medikamentös
- Operativ

Rachen-/Kehlkopfkrebs

Symptome

- Fremdkörper- und Kloßgefühl im Hals
- Ins Ohr ausstrahlende Schmerzen
- Husten, manchmal mit Blutauswurf

- Heiserkeit
- Schmerzen oder Kratzen im Hals
- Knotenbildung am Hals

Ursachen

- Hochprozentiger Alkohol, Rauchen
- Unbekannte Ursachen

Ernährung

- Zunächst weiche Kost

Therapie

- Strahlentherapie
- Chemotherapie
- Operativ, bei völliger Entfernung Tracheostomaanlage (riechen und sprechen nicht mehr möglich, sprechen kann erlernt werden/Hilfsmittel)

7.2 Magen

Magenschleimhautentzündung (Gastritis)

Symptome

- Bauchschmerzen, typisch nach dem Essen zunächst besser werdend, um dann wieder aufzutreten
- Teerstuhl
- Bluterbrechen
- Appetitlosigkeit, Übelkeit, dunkel-wässriger Durchfall und Erbrechen

Linderung

- Siehe unten Magengeschwür

Magengeschwür

Gutartige entzündliche Erkrankung des Magens.

Symptome

- Stechende Bauchschmerzen (Dauerschmerz oder nach Nahrungsaufnahme verstärkter Schmerz)
- Übelkeit/Brechreiz

Ursache

Gestörtes Gleichgewicht zwischen aggressiven und abwehrenden Mechanismen der Magenschleimhaut (Magensäure und Schleim).

- Magenschleimhautentzündung (Gastritis)
- Nikotin, Alkohol, Medikamente
- Stress

Ernährung

- Ballaststoffreiche Ernährung
- Kleine Mahlzeiten (tagsüber etwa alle drei Stunden)
- Zu festen Zeiten essen, langsam, in Ruhe, ausreichend kauen
- Speisen weder zu heiß, noch zu kalt essen

Verstärkung der Symptome

- Alkohol
- Bohnenkaffee, schwarzer Tee
- Frische Mehlspeisen, frisches Brot

- Marzipan, Schokolade, kandierte Früchte, Honig etc.
- Stark gesüßte Speisen und Getränke, Bonbons, Pralinen
- Stark angebratene/angeröstete Speisen
- In Fett ausgebackene Speisen wie z. B. Wiener Schnitzel, gebackene Champignons, Krapfen
- Blaukraut/Weißkraut
- Rohes Obst wie Grapefruit, Steinobst, Stachelbeeren
- Nüsse

Therapie

- Antibiotika

Magenkarzinom

Symptome

- Häufig keine Symptome
- Später Völlegefühl, Appetitlosigkeit, oft zusammen mit Übelkeit und Brechreiz

Ursachen

- Chronische Gastritis
- Zigaretten
- Alkohol
- Erbliche Belastung

Therapie

- Chirurgische Entfernung
- Chemotherapie

7.3 Gallenblase

Gallensteine

Verfestigte Gallenflüssigkeit (häufig Cholesterin)

Symptome

- 75 % der Gallensteinträger entwickeln zeitlebens keine Beschwerden
- Völlegefühl
- Übelkeit
- Schmerzen im Oberbauch (treten oft nach fettreichen Mahlzeiten, aber auch unabhängig davon auf)
- Fieber (akute Gallenblasenentzündung)
- Gallenkolik: plötzlicher, zunehmender Schmerz (kann in die rechte Schulter oder in den Rücken ausstrahlen). Meist ist ein Stein aus der Gallenblase in den Gallengang geraten und verstopft diesen. Um den Stein weiterzuschieben, zieht sich die Gallengangsmuskulatur krampfartig zusammen.

Ursachen

- Schwangerschaft
- Vererbung
- Diabetes mellitus
- Überhöhter Cholesterinspiegel
- Adipositas
- Chronische Verstopfungen (Obstipation)
- U. a.

Prophylaxe

- Hoher Ballaststoffanteil in der Nahrung (senkt den Cholesterinspiegel)

- Beim akuten Gallenanfall verträgt der Pflegeempfänger meist auch die leichte Vollkost (Teefasten, Haferschleim, Karottenbrei/Babynahrung in Gläsern) nicht.

Therapie

- Chirurgische Entfernung der Gallenblase mit Steinen
- Endoskopisch über Mund, Speiseröhre, Magen in den Zwölffingerdarm

7.4 Bauchspeicheldrüse (Pankreas)

Diabetes mellitus

Die Ursache ist eine Störung des Blutzuckerstoffwechsels mit einer Überzuckerung des Blutes.

- Nicht ausreichende Produktion von Insulin in der Bauchspeicheldrüse.
- Körperzellen können den Zucker aus dem Blut nicht aufnehmen.

Der Blutzuckernormwert ist »nüchtern« 70–120 mg/dl, am Tage sollte er 150 mg/dl nicht überschreiten.

Typen

a. Typ-1-Diabetes, jugendlicher Diabetes
Er entwickelt sich bei jungen Menschen innerhalb von Stunden bis Wochen (nicht ausreichende Produktion von Insulin).

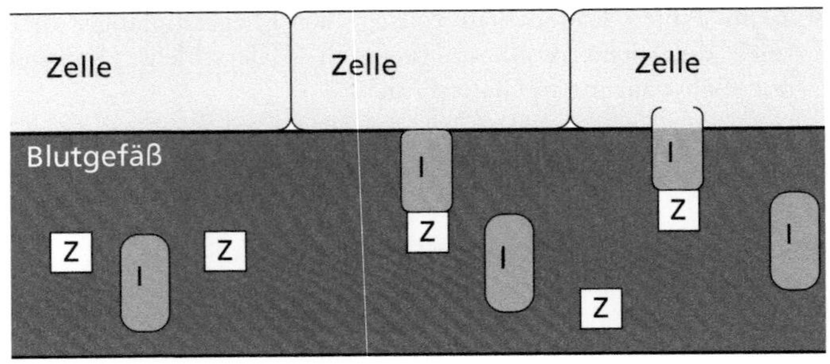

Z = Zucker
I = Insulin

Abb. 7.1: Transport von Zucker aus der Nahrung durch Insulin in die Körperzellen

Ursachen

- Vererbung
- Übergewicht
- Falsche Ernährung
- Infektionen der Bauchspeicheldrüse oder fehlende insulinproduzierende Zellen.

Symptome

- Großer Durst
- Stark vermehrte Urinausscheidung
- Austrocknung
- Übelkeit
- Schwäche
- Bewusstseinsstörungen bis zum Koma

b. Typ-2-Diabetes
Früher *Altersdiabetes*, weil er meist erst nach dem 30. Lebensjahr auftritt. Allerdings wird Diabetes Typ 2 bei immer jüngeren Menschen festgestellt, in letzter Zeit sogar bei Jugendlichen. Der Typ-2-

Diabetes wird oft nicht erkannt, nicht ernst genommen oder unzureichend behandelt.

Ausreichende Insulinproduktion, verminderte Empfindlichkeit der Zellen für Insulin

Ursachen

- Bewegungsmangel
- Übergewicht

Symptome

- Häufige Infektionen (Harnwege, Pilzinfektionen)
- Juckreiz
- Später Durst
- Stark vermehrte Urinausscheidung
- Schlecht heilende Wunden

Viele Diabetes-Typ-2-Patienten könnten auf ihre Medikamente verzichten, wenn sie sich mehr bewegen und ihr Gewicht reduzieren würden. Die Körperzellen würden ihre Insulinaufnahmefähigkeit zurückgewinnen.

Bei beiden Typen versucht die Niere, den überschüssigen Zucker über den Urin aus dem Körper zu entfernen. Dies führt zu einer vermehrten Urinproduktion, Wasserverlust und starkem Durstgefühl.

Insulin, Blutzuckertabletten

a. Kurz wirksame Insuline (Normalinsulin, Altinsulin)

- Decken den Insulinbedarf zu den Mahlzeiten (Bolus).
- Wirkung setzt nach etwa 30 min ein.

b. Lang wirksame Insuline (Basis)

- Decken den nahrungsunabhängigen Grundbedarf.
- Wirkung reicht von zwei Stunden nach dem Spritzen bis zu einem Maximum von etwa fünf Stunden.

c. Blutzuckertabletten

- Regen die Tätigkeit der Bauchspeicheldrüse an.

Hyperglykämie (Überzuckerung im Blut)

Ursache

- Zu wenig Insulin gespritzt
- Tabletten vergessen
- Diät nicht eingehalten
- Infektionen
- Fieber
- Stress

Symptome

- Durst
- Vermehrtes Wasserlassen
- Müdigkeit
- Bauch- oder Unterleibschmerzen
- Appetitverlust
- Brechreiz, Erbrechen
- Tiefes Atmen
- Acetongeruch

Cave: Später Bewusstlosigkeit mit tiefer, langsamer Atmung (Diabetisches Koma).

Beim Koma *sofort einen Arzt informieren!*

Hypoglykämie (Unterzuckerung im Blut)

Ursachen

- Zu viel Insulin gespritzt
- Zu viele Tabletten eingenommen
- Zu wenig gegessen
- Zu viel ungewohnte Bewegung
- Zu spät gegessen

Symptome

- Starkes Schwitzen
- Herzklopfen
- Hungergefühl
- Gereiztheit
- Zittern
- Schwierigkeiten, aufzuwachen

Bei schwerster Hypoglykämie:

- Sehstörungen
- Konzentrationsstörungen
- Sprachstörungen
- Schwindelzustände, Krämpfe
- Zunehmende Trübung des Bewusstseins bis hin zur Bewusstlosigkeit
- Bleibende Hirnschäden bis zum apallischen Syndrom oder sogar Tod.

Bei Verdacht einer Unterzuckerung sofort den Blutzucker bestimmen und eine verantwortliche Kraft informieren, bei einer Eintrübung ist *sofort ein Arzt zu informieren!*
Falls möglich, dem Pflegeempfänger Flüssigkeit mit Zucker oder etwas Traubenzucker geben.

Blutzucker bestimmen

- Hände waschen lassen
- Teststreifen aus der Packung nehmen und diese wieder verschließen
- Teststreifen in das Gerät einführen
- Code mit der Geräteanzeige überprüfen
- Lanzette oder Stechhilfe seitlich (tut weniger weh!) an eine Fingerkuppe setzen und in den Finger stechen
- Wenn nötig, den Finger leicht drücken, bis Blut austritt
- Den Blutstropfen vorsichtig an den ins Gerät eingelegten Streifen halten, das Blut wird ins Testfeld eingesogen
- Dokumentation des gemessenen Wertes mit Datum und Uhrzeit
- Bei Abweichungen entsprechend handeln

Fehlerquellen

- Wasser, Creme, Alkohol, Desinfektionsmittel oder Spuren von Zucker an den Fingern
- Verschiedene Codes von Teststreifen und Gerät
- Teststreifen feucht geworden
- Haut bei zu geringem Blutfluss gequetscht: Der Tropfen ist durch Gewebsflüssigkeit verdünnt, dies ergibt einen falschen, zu niedrigen Wert
- Stechen an Ober- und Unterarm, Oberschenkel und Wade: Blutzuckerveränderungen sind hier verzögert nachweisbar

Ein schlecht eingestellter oder nicht behandelter Diabetes mellitus führt zu Ablagerungen in den Blutgefäßen und Nerven.

a. Schädigung der kleinen Blutgefäße:
Hierbei kommt es zur Erkrankung der kleinen Arterien.

- **Auge:** Netzhauterkrankung (bis zur Erblindung)
- **Diabetischer Fuß:** Schlechte Durchblutung bis zur Gewebszerstörung; Polyneuropathie (viele Nerven gleichzeitig geschädigt)

mit einer verminderten Schmerzwahrnehmung; Infektionen mit schlecht heilenden Wunden.
- **Nieren:** Funktionsstörung. Schreitet sie fort, müssen sich die Betroffenen einer Blutwäsche (Dialyse) oder einer Nierentransplantation unterziehen. In Deutschland sind mehr als die Hälfte aller Patienten, die sich nach Nierenversagen einer Blutwäsche unterziehen müssen, auch Diabetiker.

b. Schädigung der großen Arterien

- Herzinfarkt, Schlaganfall
- Durchblutungsstörungen (schmerzhafte Einschränkung der Gehstrecke, Schaufenster-Krankheit)
- Bluthochdruck
- Fettleber: Durch die Beeinträchtigung des Fettstoffwechsels kommt es zu einer Verfettung der Leber.

c. Periphere Nervenschädigungen mit z. T. erheblichen Schmerzen, vor allem in den Beinen

Ernährung und Pflege bei Diabetes

- Ausreichende Bewegung
- Diabetiker sollten immer ein Stück Traubenzucker dabeihaben, um eine Unterzuckerung auszugleichen.
- Aufmerksame Haut- und Fußpflege (auf Druckstellen, Pilzbefall, Einschränkung von Wärme-/Kälte-Empfinden und fehlendes Schmerzempfinden achten)
- Füße sauber und trocken halten, entlasten, täglich auf schlecht durchblutete, bläuliche Stellen/Verletzungen prüfen, stets bequeme Strümpfe und bequeme Schuhe tragen lassen
- Trink- und Ausscheidungsmenge überwachen
- Regelmäßige Blutzuckerkontrollen (Spätschäden!)
- Auf Übelkeit, Heißhunger, Durst, Muskelzittern, Bewusstseinsstörungen und schnellen Puls achten

Bauchspeicheldrüsenentzündung (Pankreatitis)

- Seltene, bedrohliche Erkrankung, in etwa 15 % der Fälle tödlich
- Freiwerdende, aggressive Verdauungssäfte schädigen das umgebende Gewebe.

Symptome der akuten Pankreatitis

- Heftige, gürtelförmige Oberbauchschmerzen
- Übelkeit
- Erbrechen
- Darmlähmung

Symptome der fortgeschrittenen chronischen Form

- Wiederholte Oberbauchschmerzen
- Verdauungsprobleme
- Gewichtsabnahme
- Diabetes

Ursachen

- Gallensteine in der Mündung des Gallengangs/Bauchspeicheldrüsengangs in den Zwölffingerdarm (ca. 45 % der akuten Pankreatitiden). Schädigung durch Rückfluss von Duodenalsaft.
- Übermäßiger (ca. 35 %) oder chronischer Missbrauch von Alkohol (80 %)
- Kein konkreter Auslöser (ca. 15 %)
- Diverse andere Ursachen (5 %)

Ernährung

Verboten sind

- Alkohol

- Kaffee
- Fett

Ein zu frühzeitiger Kostaufbau oder Diätfehler führen unweigerlich zu einem neuen Entzündungsschub.

Therapie

- Schmerzbekämpfung
- Keinerlei Nahrungsaufnahme
- Später: Langsamer Kostaufbau

Pankreaskarzinom

Krebserkrankung der Bauchspeicheldrüse.

Symptome

- Oft lange Zeit ohne Symptome
- Gürtelförmiger langanhaltender Bauchschmerz
- Neuer Diabetes mellitus
- Gelbsucht (Bilirubin lagert sich im Körper ab)
- Fettstuhl (fehlende Fettverdauung, das Fett wird über den Stuhl ausgeschieden)
- Übelkeit
- Erbrechen
- Appetitverlust
- Gewichtsverlust

Ursachen

- Rauchen
- Alkoholkonsum
- Adipositas
- Chronische Pankreatitis

Ernährung

- Keine besondere Diät
- Leicht verdauliche Kost
- Mehrere kleine Mahlzeiten
- Reduzierte Fettzufuhr
- Ballaststoffe/Alkohol sind zu vermeiden

Therapie

- Entfernung von Pankreaskopf, Gallenblase, Gallengang, Dünndarm, regionalen Lymphknoten (dem unteren Magenteil)
- Anschließende Chemotherapie
- Nicht operabel: palliative Versorgung

7.5 Leber

Fettleber

Symptome

- Unspezifisch
- Druckgefühl im rechten Oberbauch
- Völlegefühl

Ursachen

- Alkoholismus
- Fettsucht
- Diabetes mellitus
- Andere

Ernährung

- Kein Alkohol
- Fettarmes Essen
- Keine Zwiebeln, Erbsen, Bohnen, Linsen, Weißkohl, Rotkohl, Wirsing (Blähungen)
- Keine stark gewürzten, sauren, stark gesalzenen Speisen

Therapie

- Ursachenbekämpfung

Leberzirrhose

Fortschreitende, nicht rückgängig zu machende Umwandlung des Lebergewebes mit Einschränkungen der normalen Leberfunktion.

Symptome

- Gewichtsabnahme
- Völlegefühl im Oberbauch
- Konzentrationsschwäche/Müdigkeit
- Gefäßspinnen im Hals- und Oberkörperbereich
- Ösophagusvarizen (Krampfadern in der Speiseröhre)
- Gelbfärbung der Haut und Augen
- Juckreiz
- Bauchwassersucht (Aszites)
- Andere

Ursachen

- Chronischer Alkoholmissbrauch
- Chronische Virushepatitis B bzw. C

Ernährung

- Siehe oben Fettleber
- Eiweißreich

Therapie

- Ursachenbekämpfung

Leberkrebs

Symptome

- Gelbsucht
- Appetitlosigkeit
- Müdigkeit
- Schmerzen im rechten oder mittleren Oberbauch
- Gewichtsabnahme

Ursachen

- Hepatitis (Entzündung der Leber)
- Alkohol

Ernährung

- Individuelle Diät

Therapie

- Operation (teilweise Entfernung der Leber, Verödung des Tumors)
- Lebertransplantation
- Chemotherapie

7.6 Niere

Nierensteine

Auskristallisieren von Substanzen, die im Harn gelöst sind.

Symptome

- Steine, die ruhig in der Niere liegen, sind meist symptomlos
- Druckgefühl in der Flankengegend
- Geringe Menge von Blut im Urin (Verletzung der Schleimhaut)

Nierenkolik

Ein Stein wandert aus der Niere in den Harnleiter (Verbindung Niere/Harnblase), es kann zu einem Verschluss des Harnleiters (Nierenkolik) kommen.

- Krampfartige Schmerzen, beginnen meist in der Flanke, strahlen entlang des Harnleiters in den Unterbauch/die Genitalien aus. Der Schmerz steigert sich innerhalb von 15 bis 30 min bis zur Unerträglichkeit.
- Übelkeit und Erbrechen
- Gelangt der Stein in die Blase, verschwindet die Nierenkolik spontan.
- Tritt der Stein über die Harnblase in die Harnröhre, kommt es aufgrund der Schleimhautreizungen häufig zu mit dem bloßen Auge erkennbarem Blut im Urin.

Ursachen

Urin enthält normalerweise Stoffe, die eine Kristallbildung verhindern.

- Mangel an Stoffen, die eine Kristallbildung verhindern

- Mangelnde Urinmenge (Einfuhr, Erkrankungen)
- Häufige Blasen- und Nierenbeckenentzündungen
- Medikamentenmissbrauch
- Abflussbehinderung in den Harnwegen
- Genetisch
- Stoffwechselkrankheiten

Ernährung

Vermeiden von

- Innereien (Leber, Niere)
- Haut von Fisch und Geflügel
- Muscheln
- Sardinen, Sardellen, Heringe
- Fleischextrakt, Fleischbouillon
- Bier

Therapie

- Größere Trinkmengen
- Diäten
- Medikamente
- Stoßwellentherapie
- OP

7.7 Darm

Obstipation

Akute oder chronische (mehr als drei Tage dauernde) Stuhlverstopfung des Darms (fehlender Stuhlgang).

Symptome

- Harter Stuhl
- Wenig Stuhl
- Probleme beim Stuhlgang
- Schmerzhafter Stuhlgang
- Gefühl der unvollständigen Darmentleerung
- Blähungen
- Bauchschmerzen
- Appetitlosigkeit

Heftige Schmerzen, ein angeschwollener Bauch, das Erbrechen von Kot (Miserere) und ein Schock können auf einen Darmverschluss (Ileus) zurückzuführen sein.

Die Betroffenen müssen sofort notfallmäßig versorgt werden.

Ursachen

- Fehlernährung (ballaststoffarme Ernährung)
- Mangelnde Flüssigkeitszufuhr
- Bewegungsmangel
- Stoffwechselstörungen (z. B. Diabetes mellitus, Hypothyreose)
- Störungen des Elektrolythaushaltes (z. B. Kaliummangel)
- Krankhafte Verengungen des Darmes
- Tumoren
- Divertikulose
- Verwachsungen
- Schmerzbedingter Stuhlverhalt
- Neurologische Störungen (z. B. Morbus Parkinson)
- Medikamente (z. B. Opiate)

Ernährung

- Ballaststoffreiche Ernährung (bei ausreichender Trinkmenge!)
- Dörrobst in Wasser aufquellen lassen, mit dieser Flüssigkeit verabreichen
- Weiche Kost

- Getränke: Sofortkaffee, Schokoladengetränke
- Milchschokolade

Prophylaxe

- Bewegung
- Ausreichende Flüssigkeitszufuhr

Therapie

- Klistiere, Einläufe
- Abführmittel
- OP

Stuhlinkontinenz

Ursachen

- Virusinfektionen
- Falsche Ernährung, Nahrungsmittelunverträglichkeit, Essen von verdorbenen Nahrungsmitteln
- Nervosität, psychische Belastung
- Obstipation: Oberhalb des Verschlusses kommt es zu einer Verflüssigung des Stuhls, um die Verstopfung zu umgehen. Der flüssige Stuhl passiert das mechanische Hindernis und wird fälschlicherweise als Durchfall eingestuft.
- Operationen
- Chronisch-entzündliche Darmerkrankungen (Morbus Crohn, Colitis ulcerosa)
- Neurologische Erkrankungen, wie zum Beispiel Bewusstlosigkeit, Schlaganfall, Alzheimer oder Multiple Sklerose
- Schädigung des Analmuskels (vaginale Entbindung mit Dammriss, Pfählungsverletzungen, z. B. durch das Übersteigen von spitzen Zäunen)
- Beckenbodenschwäche

- Rektumprolaps (Vorstülpen der sensiblen Darmschleimhaut nach außen)
- Tumoren
- Angeborene Fehlbildung
- Psychopharmaka
- Abführmittel in hoher Dosierung (z. B. Paraffin)
- Psychische Störung: Rückfall in kleinkindliche Verhaltensweisen
- Konflikte mit Betreuungspersonen

Therapie

- Medikamentöse Behandlung bei Entzündungen oder um die Stuhlkonsistenz so zu beeinflussen, dass nicht mit unerwarteten Stuhlentleerungen gerechnet werden muss (z. B. Abführmittel in Form von Zäpfchen oder Klistieren, um den Darm zu einer bestimmten Zeit zu entleeren).
- Ballaststoffe und Medikamente, die auf die Darmmotorik wirken, können die Kontinenz verbessern.
- Operationen: Tumoren abtragen, Beckenboden straffen
- Krankengymnastik kann die Muskulatur im Beckenboden stärken.

Pflege

Toilettentraining:

- Ähnlich wie bei einer Harninkontinenz, allerdings wird versucht, die Darmentleerung nur ein- bis zweimal am Tag und immer zur selben Zeit durchzuführen.
- Zu Beginn kann die Stuhlentleerung mithilfe von Abführzäpfchen unterstützt werden.
- Nach zwei bis drei Wochen sollte der erste Auslassversuch ohne Abführzäpfchen durchgeführt werden, da sich bis dahin der Darm meistens an die Regelmäßigkeit der Stuhlentleerung gewöhnt hat.

Hilfreich ist das Führen eines Stuhltagebuches, das ähnlich wie das Miktionsprotokoll geführt wird. Anerkennende Worte vom Pflegepersonal haben auch hier einen günstigen Einfluss auf das Gelingen des Toilettentrainings.

Hilfsmittel

Anforderungen an die Inkontinenzversorgung:

- Möglichst dicht gegen Ausscheidungen und Gerüche
- Geräuscharmes und optisch unauffälliges Hilfsmittel
- Hautfreundliches Material
- Kann Ausscheidungen sicher aufnehmen
- Einfache Handhabung, um möglichst die Selbstständigkeit des Betroffenen zu erhalten

Aufsaugende Inkontinenzhilfsmittel:

- Vorlagen
- Windelhosen halten die Haut bei regelmäßigem Wechsel trocken, schränken allerdings sehr die Hautatmung ein und sorgen für ein ungesundes Hautklima, sie sind vor allem für die Nacht geeignet.
- Windeln, siehe oben.
- Bettauflagen bestehen meist aus Zellstoff auf der einen und einer Folie auf der anderen Seite. Der Urin sickert in den Zellstoff ein und wird in ihm gehalten. Da ihnen meist der »Superabsorber« fehlt, kann es zu Rücknässungen und Hautreizungen führen. Man sollte daher dieses Hilfsmittel nur als Sicherung verwenden und zum primären Schutz ein Produkt wählen, welches größeren Schutz bietet. Es gibt Bettauflagen in verschiedenen Größen und Saugstärken.

Stuhlinkontinenzhilfsmittel:

- Fäkalkollektor (Klebebeutel für den Anus)
- Analtampons (verschließen den Darmausgang)
- Darmspülung

8 Probleme bei der Nahrungsaufnahme

8.1 Nahrungsverweigerung

Aus ganz unterschiedlichen Gründen können Pflegeempfänger die Nahrungsaufnahme verweigern. Dies führt nicht nur zur Gewichtsabnahme, sondern auch der Erhalt der Gesundheit ist gefährdet.

Ziele

- Pflegeempfänger am Leben erhalten, für eine ausgewogene, ausreichende Ernährung sorgen.
- Dabei die Menschenwürde achten und unnötige Leiden vermeiden.

Durchführung

Prophylaxe:

- Möglichst immer dieselben Bezugspersonen mit der Nahrungsgabe beauftragen. Geduld und persönliche Zuwendung durch eine vertraute Pflegekraft helfen, einer Essverweigerung vorzubeugen.
- Informationen über frühere Ess- und Trinkgewohnheiten/Angebotsmethoden/Hilfsmittel (Gespräche mit Angehörigen, eigene Beobachtungen, Versuch und Irrtum).
- Erfahrungen schriftlich festhalten und an die Kollegen weitergeben.

Bei Verweigerung:

- Versuchen, Ursachen für die Verweigerung herauszufinden:
  - Veränderungen der Atmosphäre oder meines Verhaltens?
  - Schmeckt das Essen nicht?
  - Gibt es andere Störungen (neue Gerichte, neue »Mitesser«)?
- Wenn möglich, Ursachen ausschalten/beseitigen, ist dies nicht möglich, die Essengabe abbrechen und zu einem späteren Zeitpunkt wiederholt versuchen.

Anhaltende Weigerung, Nahrung zu sich zu nehmen

Mit erfahreneren Kollegen nach einer Möglichkeit der Ernährung suchen, die keine Zwangsernährung bedeutet.

Konfliktgespräch mit *allen* Beteiligten (zuständige Pflegepersonen, Ärzte und Angehörige).

8.2 Hilfestellung bei der Nahrungsaufnahme

Jeder Mensch hat seine individuellen Ess- und Trinkgewohnheiten. Wann, was, wie, wo und mit wem die hilfsbedürftige Person isst, soll sie soweit wie möglich selbst entscheiden dürfen.

Die **Unterstützung** beim Essen ist generell dem Bedarf und den Fähigkeiten des Erkrankten anzupassen. Unterstützung ist nur dann zu geben, wenn Pflegeempfänger ohne Hilfe nicht allein essen oder trinken können.

Auf Hilfe bei der Nahrungsaufnahme angewiesen zu sein, bedeutet große Abhängigkeit von anderen. Viele Betroffene erleben neben der Hilflosigkeit der Situation, »gefüttert« zu werden, Schamgefühle und damit verbunden mehr oder weniger große Einbußen des Selbstwertgefühls.

Es ist deshalb besonders wichtig, eine Babysprache zu vermeiden (statt »Füttern« »beim Essen helfen«), eine möglichst große Eigenständigkeit zu erhalten oder zu verbessern (Hilfsmittel) und Zeit und Geduld zu investieren. Ziel ist es, eine ausreichende, abwechslungsreiche und gesunde Ernährung des Bewohners zu sichern.

Sogenannte Schnabelbecher entsprechen nicht dem erlernten Trinkverhalten, der Kopf muss nach hinten überstreckt werden, was den Schluckvorgang erschwert.

Es besteht außerdem die Gefahr, das Flüssigkeiten in den Mund gegossen werden, ohne dass sich die Mundmotorik auf die entsprechende Flüssigkeitsmenge einstellen kann.

Sobald die Hälfte ausgetrunken ist, muss nachgegossen werden, da es sonst zu einem Überstrecken des Kopfes wegen des fehlendem Ausschnitt für die Nase kommt.
Trinkhalme ermöglichen eine rein aktive Flüssigkeitsaufnahme.

Allgemeine Schritte bei der Durchführung

- Zimmer wenn nötig lüften.
- Individuelle Wünsche des Bewohners erfragen, aufgrund des nachlassenden Geruchs- und Geschmackssinn im Alter sollte versucht werden, das Würzen oder Süßen der Speisen dem Geschmack des Erkrankten anzupassen.
- Kenntnisvermittlung über richtige Ernährung (z. B. Diabetiker), für ausreichende Flüssigkeitszufuhr sorgen, Beratung über Esshilfen.
- Immer informieren, was es zu Essen gibt.
- Auf die Temperatur des Essens achten (Gefahr von Verbrennungen).
- Pflegebedürftige nur soweit wie nötig bei der Nahrungsaufnahme unterstützen. Es muss nicht immer bei der ganzen Mahlzeit geholfen werden. Eventuell einen Kleiderschutz (für sich selbst und/oder für den Pflegeempfänger) anlegen.
- Entsorgung der benötigten Materialien.
- Säubern des Arbeitsbereiches.

- Die geplante Unterstützung bei der Nahrungsaufnahme muss auf Grund der Pflegeanamnese ermittelt werden.
- Probleme (Erkrankungen und/oder Einschränkungen) und Ressourcen des Pflegeempfängers sind im Pflegeplan zu berücksichtigen.
- Pflegeziele und die Pflegemaßnahmen sind individuell zu beschreiben (Pflegeplanung)..
- Die Entwicklung des Pflegeprozesses ist im Pflegebericht zu dokumentieren und dient der Beurteilung und Anpassung.

Ernährung im Bett

- Das Kopfende des Bettes sollte aufgerichtet werden, damit eine bequeme, halb sitzende Position eingenommen werden kann.
- Auf der zu unterstützenden Seite wird das Bettgitter heruntergelassen.
- Bei Bedarf kann der Rücken des Pflegeempfängers mit einem Kissen unterstützt werden.

Ernährung am Tisch

- Entweder im Zimmer oder in einem Gemeinschaftsraum (Mobilisation, u. U. Gesellschaft, Vorlieben des Pflegeempfängers berücksichtigen), dies ist der Ernährung im Bett vorzuziehen.
- Die einzelnen Speisen sind in Sicht- und Reichweite des Pflegeempfängers zu stellen.
- Eine angenehme Atmosphäre (hell, genügend Platz, Ruhe, Tischdekoration entsprechend der Jahreszeit bzw. eines Anlasses usw.) vermittelt den Pflegeempfängern mehr Genuss am Essen.
- Essen auf einem Tablett sollte in Teller und Schüsseln umgefüllt werden.

Ernährung mit Behinderungen

Blinde und Sehbehinderte

- Die Mahlzeiten und deren Ort auf dem Tisch/Teller sind zu beschreiben, wenn möglich, sollten die Pflegeempfänger die Möglichkeit erhalten, an den Speisen zu riechen.

Körperliche Behinderungen

- Spezialgeschirr und -besteck bereitlegen.
- Für warme Speisen und Getränke kann bei langsam essenden Kranken ein Wärmeteller und eine Warmhaltetasse verwendet werden.
- Trockene und krümelige Nahrung ist besonders bei Kranken mit Schluckstörungen und Mundtrockenheit zu vermeiden.
- Oft ist auch nur eine Unterstützung der Bewegung nötig (Unsicherheit, nicht ausreichende Kraft). Ein Großteil der Pflegeempfänger ist durchaus in der Lage, aus einer Tasse oder mit einem Strohhalm zu trinken und braucht keinen Schnabelbecher.
- Vorbereiten der Speisen in mundgerechte Portionen, Zerkleinern von Tabletten, Öffnen von Kaffeemilch-, Butter-, Margarine- oder Marmeladetöpfchen, Entfernen von Brotrinde usw.
- Die helfende Person konzentriert sich auf den zu unterstützenden Pflegeempfänger und sitzt oder steht an seiner Seite. Sie sollte vermitteln, dass Zeit und Ruhe für diese Aufgabe vorhanden sind.
- Beim Anreichen der Nahrung nur kleinere Portionen nehmen, mit der Gabel- oder Löffelspitze leicht die Lippen des Pflegeempfängers berühren und die Nahrung in den Mund des Pflegeempfängers geben.
- Zwischendurch ein wenig trinken lassen, dabei den Becher u. U. nur halb füllen, um ein versehentliches Verschütten zu vermeiden.
- Der Pflegeempfänger sollte nicht zum Essen genötigt oder überlistet werden.

- Um eine Verunsicherung des Pflegeempfängers zu vermeiden, sollte die Art und Weise der Unterstützung unter dem Pflegepersonal abgesprochen sein und einheitlich gehandhabt werden.
- Benötigt der Pflegeempfänger eine Seh- oder Hörhilfe oder trägt er eine Zahnprothese, so sind ihm diese Hilfen zu den Mahlzeiten gereinigt zu geben oder einzusetzen.
- Vor und nach der Mahlzeit soll der Pflegeempfänger die Möglichkeit haben, die Hände, das Gesicht und den Mund zu reinigen.

Feste Essenszeiten können dem Pflegeempfänger eine Tagesstruktur und damit eine gewisse Sicherheit geben, daher sollten auch die Essenszeiten im Krankenhaus oder im Heim eingehalten werden.

Ein Pflegeempfänger, der an Essstörungen leidet, soll möglichst selbst den Zeitpunkt seiner Mahlzeiten bestimmen dürfen.

Ein Trinkplan kann helfen, die gewünschte Flüssigkeitsmenge zu erreichen.

Neben den Ess- und Trinkhilfen kann zudem die Hilfe auch in Form einer therapeutischen Unterstützung nötig sein, etwa in Form eines Ess- und Schlucktrainings.

Ernährungsprobleme, die im Zusammenhang mit einer Krankheit auftreten, sind in der Patientenakte zu dokumentieren. Zudem sollen die vom Kranken eingenommenen Medikamente, die Appetitlosigkeit und Übelkeit als Nebenwirkung hervorrufen können, in der Dokumentation entsprechend vermerkt werden.

Festgehalten werden soll auch, ob der Erkrankte zu den Mahlzeiten eine Zahnprothese, ein Hörgerät oder eine Brille trägt. Auch die Erfassung der täglich aufgenommenen Menge fester und flüssiger Nahrung ist wichtig, Abweichungen der normalen Mengen können erste Anzeichen einer Ess- und Trinkstörung sein.

8.3 Schluckstörungen, Aspiration, Aspirationsprophylaxe

Ursachen

- Tumoren in der Speiseröhre
- Refluxösophagitis (Magensäure gelangt in die Speiseröhre)
- Schilddrüsenvergrößerung
- Schlaganfall
- Multiple Sklerose
- Hirntumor
- Auch der Kiefer verformt sich im Laufe der Zeit, Zahnprothesen beeinträchtigen zusätzlich den Speichelfluss und verändern die Geschmackswahrnehmung.

Physiologie

Der Schluckvorgang wird in drei Phasen unterteilt.

- Die **erste Phase** besteht aus der oralen Vorbereitungsphase und der Transportphase. Hier wird die Nahrung zerkleinert und zu einem schluckfähigen Bissen (Speisebolus) geformt. In der Transportphase wird der Bolus in den hinteren Teil des Mundes befördert und der Schluckreflex wird ausgelöst.
- Die **zweite Phase** beginnt mit dem Heben des Kehlkopfs, damit der Speisebolus durch den sich gleichzeitig öffnenden oberen Speiseröhrenschließmuskel in die Speiseröhre gelangt.
- Die **dritte Phase** beginnt mit dem Eintritt des Speisebolus in den oberen Speiseröhrenabschnitt und endet nach Passieren des unteren Speiseröhrenschließmuskels im Magen.

Bei Schluckstörungen kann jede Phase einzeln oder – wie zum Beispiel bei einer Störung im Hirnstamm – kombiniert betroffen sein.

Störungen der **ersten Phase** können durch einen verminderten Schluss der Lippen ausgelöst werden (unkontrollierter Speichelfluss aus dem Mund). Eine verminderte Zungenbeweglichkeit behindert die Formung des Speisebolus und dessen Transport. Wenn bei Schluckstörungen die erste Phase betroffen ist, liegt gleichzeitig eine Sprechstörung vor.

Bei Störungen der **zweiten Phase** kann Speichel bzw. Nahrung nur unzureichend geschluckt werden. Bei Öffnungsschwierigkeiten des Speiseröhrenschließmuskels kann sich Speichel oder Nahrung vor der Speiseröhre aufstauen. Wenn Bestandteile der Nahrung in den Kehlkopfeingang oder in die Luftröhre (Aspiration) gelangen, besteht die Gefahr einer Lungenentzündung (Aspirationspneumonie).

Störungen der **dritten Phase** treten bei ungenügender Verschlussfunktion des unteren Speiseröhrenschließmuskels auf. Dadurch kann es zu einem Rückfluss des Mageninhalts in die Speiseröhre (Reflux) kommen.

Schwierigkeiten beim Schlucken vermindern die Lust am Essen und können die gemeinsame Einnahme einer Mahlzeit beeinträchtigen. Jede Verbesserung der Schluckstörungen fördert die Gemeinschaft beim Essen und steigert die allgemeine Lebensqualität.

Aspirationsgefahr

Aspiration bezeichnet das Eindringen flüssiger oder fester Stoffe in die Atemwege während der Einatmung.

Meist sind es folgende Stoffe:

- Speichel
- Nahrung, Getränke
- Erbrochenes, Mageninhalt
- Blut
- Fremdkörper

Es kann zum Husten bis hin zur lebensbedrohlichen Atemnot kommen, abhängig von der Größe des Gegenstands oder der Menge der aspirierten Flüssigkeit. Bei fehlender Koordination des Schluckvorgangs (dieser wird nur zum Teil willentlich beeinflusst, der Rest ist reflektorisch) ist eine Aspiration auch ohne Abwehrreaktion möglich. Als Spätreaktion einer Aspiration kann infolge der entzündlichen Reaktion des Lungengewebes eine Aspirationspneumonie entstehen.

Maßnahmen bei einer Aspiration

- Ruhe bewahren!
- Pflegeempfänger aufsetzen (lassen)
- Kopf nach vorn halten
- Aufforderung, vor dem Husten tief einzuatmen (die Menge der Luft in der Lunge ist ausschlaggebend für den Luftdruck beim Husten)
- Bei Nichtansprechbarkeit: Kräftiger Schlag zwischen die Schultern, bis zu dreimal

Prophylaxen

- Schluckreflex auslösen – über Kehlkopf streichen
- Schluckversuch bei möglicher Schlucklähmung mit ungesüßtem Tee oder Götterspeise
- Breiige/halbfeste Speisen werden leichter geschluckt als flüssige/feste Speisen
- Keine sauren Speisen (Joghurt, Zitrone usw.)

Neben dem gezielten therapeutischen Vorgehen ist eine Anpassung der Konsistenz von Flüssigkeiten und Nahrungsmitteln an den jeweiligen Stand der Muskelfunktionen wichtig. Es ist darauf zu achten, welche Konsistenz gut bzw. (noch) nicht geschluckt werden kann, damit das Eindringen von Flüssigkeiten oder Nahrung in die Atemwege verhindert werden kann.

Zu Beginn können oft nur dickflüssige Speisen gut geschluckt werden. Erst mit einer zunehmenden Verbesserung der zuvor beeinträchtigten Funktionen kann auch festere Nahrung geschluckt werden.

Besonders bei breiiger Kost ist es wichtig, dass der Speiseplan abwechslungsreich bleibt und eine ausreichende Nährstoffzufuhr gewährleistet ist. Gemüse, Fleisch und Fisch sollten schonend gegart und anschließend püriert werden. Durch Zugabe von Kräutern und weichem, farbigem Gemüse (z. B. Tomaten) werden die Mahlzeiten nicht nur optisch aufgewertet, sondern auch mit Nährstoffen angereichert. So liefert Petersilie Vitamin A und Vitamin C, Dill Calcium und Kalium. Die Kräuter sollten immer erst nach dem Kochen an die Speisen gegeben werden, damit Aroma und Vitamine nicht verloren gehen. Zur Not eignen sich auch getrocknete Kräuter.

Sowohl Essig als auch Öle werden geschmacklich und inhaltlich aufgewertet, wenn Kräuterzweige für drei Wochen mit in die Flasche gegeben werden. Durch eine phantasievolle und abwechslungsreiche Anwendung von Kräutern und Gewürzen können vielfältige Geschmacksrichtungen erreicht werden.

Pürierte Suppen können durch Andicken mit Vollkornmehl, Kartoffelstärke, Grieß, Sago oder Graupen besser geschluckt werden. Geeignete Beilagen sind ferner Nudeln, Eierstich oder Reis. Zugaben von Butter, kaltgepresstem Öl oder Sahne erhöhen den kalorischen Wert der Speise und liefern Fettsäuren und Vitamin E. Schleimsuppen können aus Stärkemehlen, Reis, Haferflocken, Gerstengrütze, Graupen oder Weizenschrot mit Wasser oder Milch gekocht werden. Vollkorngetreidebreie aus feingemahlenen Haferflocken, Hirseflocken oder Weizengrieß liefern Mineralstoffe und Ballaststoffe sowie B-Vitamine. Lösliche Getreideflocken können auch bei erheblichen Schluckstörungen eine ausreichende Ballaststoffzufuhr gewährleisten. Als Zwischenmahlzeit eignen sich Obstbreie und Puddings. Süßspeisen, wie Desserts und Aufläufe, lassen sich durch gemahlene Nüsse und Ölsaaten mit Ballaststoffen, wertvollem Fett und Mineralstoffen anreichern und erhalten dadurch gleichzeitig einen besonderen Geschmack. Gemüsesäfte sind meist etwas dickflüssiger als Obstsäfte, können daher besser getrunken werden und sind gleichzeitig Magnesiumlieferanten. Fein gehackte Kräuter erhöhen den Nährwert des Getränkes.

Kann der Pflegeempfänger seinen Nährstoffbedarf durch die tägliche Nahrungsaufnahme nicht mehr decken, empfiehlt es sich, die Speisen durch Einrühren industriell hergestellter Zusatznahrungen anzureichern. So lassen sich Trinknahrungen mit Gemüsegeschmack in Gemüsesuppen und Eintöpfen verarbeiten. Zusatznahrungen mit süßen Geschmacksrichtungen passen zu Milch- und Quarkspeisen.

Da die Betroffenen oftmals nicht viel auf einmal essen können, empfehlen sich mehrere kleine Mahlzeiten am Tag.

Aktive Bewegungsübungen bei Schluckbeschwerden

Mimische Muskulatur

- Lippen spitzen
- Lippen breit ziehen
- Oberlippe über die Unterlippe stülpen
- Unterlippe über die Oberlippe stülpen
- Beide Wangen aufpusten
- Beide Wangen fest ansaugen
- Luft zwischen den Wangentaschen hin und her bewegen
- Nur die oberen Schneidezähne zeigen
- Nur die unteren Schneidezähne zeigen
- Linken Mundwinkel nach links ziehen
- Rechten Mundwinkel nach rechts ziehen

Zungenmuskulatur

- Zunge gerade herausstrecken
- Zunge in den rechten/linken Mundwinkel schieben
- Zunge an der Ober-/Unterlippe entlangstreichen
- Zunge in die linke/rechte Wangentasche drücken
- Zunge aufrollen
- Zunge im Mund kreisen lassen
- Zunge außerhalb des Mundes kreisen lassen
- Zunge gegen den Druck eines Spatels in verschiedenen Richtungen bewegen

Wörter oder Silben mit k, g, x, c helfen, vor allem den Zungenrücken zu trainieren.

Wörter oder Silben mit t, d, s, z helfen, vor allem die Zungenspitze zu trainieren.

Kaumuskulatur

- Kiefer/Mund weit öffnen
- Kiefer nach rechts/links schieben
- Kiefer nach vorn schieben
- Kiefer gegen Widerstand öffnen/schließen

8.4 Erbrechen

Erbrechen ist ein Schutzreflex, es kommt zur Entleerung des Mageninhaltes über die Speiseröhre in den Mund.

Erbrechen ist für den Pflegeempfänger ein sehr anstrengender Vorgang, er ist anschließend oft erschöpft.

Ursachen

- Verzehr von reizenden oder Übelkeit erzeugenden Substanzen
- Begleiterscheinung einer Erkrankung oder medizinischen Behandlung
- Überdehnung des Magens
- Störung des Gleichgewichtorgans (Reisekrankheit)
- Hormonelle Umstellung in der Schwangerschaft
- Reaktion auf eine Ekel oder Angst erregende Situation

Farbe von Erbrochenem

- Braun-schwarz: Kaffesatzerbrechen (Blutbeimengungen aus den Magenwänden) oder das Erbrechen von Stuhl.

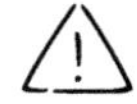

- Hellrot: frische Blutungen im oberen Magenbereich oder aus der Speiseröhre. In diesen Fällen ist unbedingt eine verantwortliche Kraft zu informieren!

Zeitpunkt des Erbrechens

- Morgendliche Übelkeit: Schwangere, chronischer Alkoholmissbrauch
- Nach einer Mahlzeit: eventuell Magenschleimhautentzündung

Unterstützung bei Erbrechen

- Bei bekannter Übelkeit immer Nierenschale, Zellstoff, einen Abfallsack/Mülleimer und ein Glas Wasser in der Nähe des Pflegeempfängers aufbewahren.
- Pflegeempfänger sollte aufrecht sitzen oder auf der Seite gelagert sein (ungestörten Abfluss des Erbrochenen ermöglichen).
- Vorhandene Gebissprothesen herausnehmen
- Tiefes Einatmen kann helfen, den Brechreiz zu unterdrücken.
- Wenn gewünscht/nötig den Kopf des Pflegeempfängers unterstützen
- Seitenlage (der Kopf sollte etwas tiefer als der Rest des Körpers liegen) bei verwirrten, bewusstlosen Pflegeempfängern, Lähmungen im Gesicht, Schluckbeschwerden (Gefahr des Einatmens von Erbrochenem). Es ist sofort eine verantwortliche Kraft zu benachrichtigen! 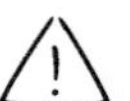

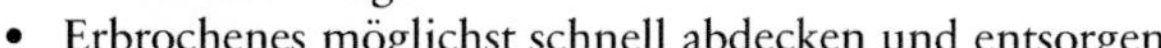

- Erbrochenes möglichst schnell abdecken und entsorgen
- Pflegeempfänger den Mund ausspülen/säubern lassen, das Gesicht waschen
- Bei Bedarf Kleidung/Bettwäsche wechseln
- Wenn möglich kurz den Raum lüften

Für eine frische Nierenschale, Zellstoff und eine gut erreichbare Klingel ist zu sorgen.

9 Ernährungssonden

Bereits im 12. Jh. gab es den Versuch einer enteralen Ernährung über eine Silberkanüle.

Durch das Legen einer Ernährungssonde können Pflegeempfänger, die nicht in der Lage sind, sich auf dem normalen Wege zu ernähren, mit Nahrung versorgt werden.

9.1 Indikationen

- Lähmungen
- Verengungen/Verletzungen in Mund, Speiseröhre, Magen
- Bewusstseinseinschränkungen
- Verbot der Nahrungsaufnahme nach einer Operation/Erkrankung

9.2 Lage

- Nase
- Mund
- Operativ durch die Bauchdecke

Über die Ernährungssonden werden spezielle Flüssignahrungen gegeben. Dem Pflegeempfänger fehlt dabei jede Geschmacksempfindung.

9.3 Materialien von Ernährungssonden

PVC-Sonden: harte Sonden, Liegedauer 5–7 Tage, da es zu Geschwüren kommen kann; Weichmacher können sich herauslösen.

Polyurethan: weiche Sonden, 14 Tage.

Silikon: weiche Ernährungssonden für die Anwendung bei Kindern oder als Dünndarmsonde; Liegedauer 3–4 Wochen.

Magensonden haben eine bei 45 cm beginnende und im Abstand von jeweils 10 cm folgende Markierung zur Lagekontrolle.

Orale/nasale Ernährungssonde

- Über Nase oder Mund in den Magen (selten in den Dünndarm)

9.4 PEG

PEG = Perkutane (durch die Haut) endoskopische (Betrachtung von Körperhöhlen und Hohlorganen mit Hilfe eines schlauchförmigen Instrumentes) Gastrotomie (Öffnung zum Magen).

Ernährungssonde durch die Bauchwand in den Magen

- Häufigste angewandte Methode für eine mittel- und langfristige enterale Ernährung über eine Ernährungssonde.

- Keine Druckgeschwüre im Nasen-Rachenraum.
- Sehr selten kann es zu einer Verletzung innerer Organe, einer Infektion der Bauchhaut oder des Bauchfells oder zu Blutungen kommen.

Pflege einer Ernährungssonde

Hygienisches Arbeiten bei

- Sondenpflege
- Wechsel von Ernährungssystemen
- Lagerung der Sondennahrung
- Vor Kontakt mit dem Pflegeempfänger, der Sondennahrung und den Ernährungssystemen sind die Hände sorgfältig zu waschen oder bei Bedarf mit Desinfektionsmittel einzureiben.

Nasale Magensonden

- Nasenlöcher täglich reinigen, um die Atmung zu erleichtern
- Feuchthalten der Nasenschleimhäute mit entsprechenden Salben
- Wechselndes Fixieren der Sonde (Heftpflasterallergie, Hautschäden)

PEG

- In der ersten Woche nach Anlage den Verband täglich wechseln.
- Später Verbandswechsel ein- bis zweimal pro Woche.
- Bei reizlosen Wundverhältnissen kann bereits nach einer Woche geduscht werden. Duschen ist wegen der Wundinfektionsgefahr einem Vollbad vorzuziehen.

9.5 Umgang mit Ernährungssonden

Spülen mit ca. 20 ml Flüssigkeit (stilles Mineralwasser, Fenchel- oder Kamillentee) sollte man

- Bei neuer Gabe
- Bei jeder Unterbrechung
- Am Ende der Nahrungszufuhr
- Alle 3–4 h bei kontinuierlicher Nahrungszufuhr mit Hilfe einer Pumpe
- Säurehaltige Flüssigkeiten (Obstsäfte/Früchtetees) dürfen wegen der Gefahr des Ausflockens von Nahrungseiweiß nicht verwendet werden.
- Schwarzer Tee führt bei längerfristigem Gebrauch zu dunklen Verfärbungen.

Reinigung

- Bei Bedarf Sondenansatz mit einem Wattestäbchen reinigen.

Medikamente

- Nicht gleichzeitig mit der Sondennahrung (Aufnahme/Wirksamkeit von Arznei- und Nährstoffen beeinträchtigt, Verstopfungsgefahr).
- Vor und nach der Gabe Magensonde spülen.

Sondenkost

- Sondenkost enthält alle notwendigen Nährstoffe im richtigen Verhältnis.
- Sondenkost ist als dauerhafte künstliche Ernährung geeignet (Voll-/Teilernährung).
- Orale Aufnahmemöglichkeit

Spezialdiäten haben eine an die spezifischen Bedürfnisse des Krankheitsbildes angepasste Nährstoffzusammensetzung.

10 Gabe von Medikamenten

10.1 Lagerung der Arzneimittel

- Abschließbarer Arzneimittelschrank bzw. Kühlschrank (kühl und trocken)
- Übersichtliche Lagerung der Arzneimittel (am besten nach dem ABC)
- Lichtempfindlichkeit mancher Arzneimittel beachten
- Feuergefährliche Flüssigkeiten kennzeichnen
- Pulver trocken und gut verschlossen aufbewahren
- Lagertemperaturen beachten
- Haltbarkeit in bestimmten Zeitabständen überprüfen
- Entsorgung über die Apotheke

Verabreichung der Arzneimittel

- Verabreichung nur auf ausdrückliche Anweisung des Arztes
- Kontrolle des Haltbarkeitsdatums
- Verabreichung mehrerer Arzneimittel getrennt voneinander, wenn nicht bekannt ist, dass sie sich miteinander vertragen
- Pünktlichkeit und Hygiene beachten
- Überwachung der Arzneimitteldosis
- Nie zusammen mit Alkohol

Viele Arzneimittel mit Eiweißcharakter werden durch die Magensäure zerstört. Durch einen magensaftresistenten Überzug lösen sich die Tabletten erst im Dünndarm auf, wo sie nicht mehr zerstört werden. Diese Medikamente dürfen nicht geteilt werden!

Die meisten Wirkstoffe werden mit dem Harn über die Niere ausgeschieden, ansonsten mit der Galle über den Darm. Die Ausscheidung durch die Haut spielt nur eine untergeordnete Rolle.

Bei stillenden Frauen kann die Ausscheidung von Medikamenten in die Muttermilch zu Vergiftungen beim Säugling führen.

Die 8-R-Regel

- Das richtige Medikament
- Der richtige Empfänger
- Der richtige Zeitpunkt
- Die richtige Dosierung
- Die richtige Anwendungsdauer
- Die richtige Anwendungstechnik
- Die richtige Aufbewahrung
- Die richtige Entsorgung

10.2 Verabreichungsformen

- Enteral: über den Magen-Darmtrakt
- Parenteral: unter Umgehung des Magen-Darmtraktes
- Oral: über den Mund (Pulver, Tabletten, Dragees, Kapseln, Lösungen, Tees, Tropfen)
- Lingual/sublingual: über die Schleimhaut von Zunge/Mundschleimhaut (Pulver, Tabletten, Sprays, Tropfen)
- Nasal: über die Nase (Tropfen, Salben, Sprays)
- Pulmonal: über die Bronchien (Inhalate, Sprays, Gase)
- Rektal: über das Rektum (Zäpfchen, Rektalkapseln, Klistiere, Salben)

Orale Medikation

- Feste Medikamente müssen mit mindestens 150 ml Wasser eingenommen werden, auf keinen Fall mit Milch, Kaffee, Tee oder Fruchtsäften: Sie können die Medikamentenwirkung verstärken oder aufheben, zwischen der Einnahme und dem Genuss dieser Getränke sollten zwei Stunden liegen.
- Säfte und Sirup nur in kleinen Messbechern (20 ml) vorbereiten, denn bei der Gabe mit dem Löffel kommt es schnell zur Überdosierung.
- Säfte sollen verschlossen und kühl gelagert werden.
- Tabletten, die eine Bruchrille haben, dürfen geteilt werden.
- Dragees und Kapseln vor dem Schlucken nicht zerbrechen, zerbeißen oder lutschen.

Parenterale Verabreichung

- Injektionen in: Venen (i. v.), unter die Haut (subcutan), in den Muskel (i. m.), in die Gelenkhöhle (i. a.)
- Vaginal: in die Vagina (Zäpfchen, Salben)
- Harnwege: Gelee
- Cutan: über die Haut (Salben, Cremes, Pasten, Gelees, Lösungen, Puder)

Medikamente zur Anwendung am Auge

- Strenge hygienische Maßnahmen sind bei der Augenmedikation erforderlich: Hände waschen bzw. desinfizieren, Augentropfen und Augensalbe dürfen nur von einer Person benutzt werden.
- Der Pflegeempfänger sollte den Kopf in den Nacken legen.
- Das Unterlid vom Auge muss nach unten gezogen werden.
- Die verordnete Menge Augentropfen oder einen ca. 5–10 mm langen Strang Salbe in den Bindehautsack einbringen.
- Beim Einbringen verschiedener Augenmedikamente in das gleiche Auge mindestens 10 min warten.

- Augentropfen müssen mit einem Anbruchsdatum versehen und nach 4–6 Wochen weggeworfen werden.
- Augentropfen sollen immer lichtgeschützt und nicht zu warm gelagert werden.
- Kontaktlinsen vor der Gabe entfernen und erst nach der Gabe wieder einsetzen.

Medikamente zur Anwendung an der Nase

- Nasentropfen/Sprays dürfen nur von einer Person benutzt werden.
- Der Pflegeempfänger sollte den Kopf in den Nacken legen.
- Nach der Gabe ist der Kopf wieder nach vorne zu bringen, um ein Abfließen in den Nasen-Rachenraum zu verhindern.

Medikamente zur rektalen Anwendung

- Clysmen (Einläufe) müssen nach dem Entleeren wieder aus dem Darm entfernt werden.
- Zäpfchen (Suppositorien) sollten nicht über 25°C gelagert werden.

10.3 Besonderheiten beim alten Menschen

Aufnahme von Wirkstoffen

- Im Alter ist die Speichelproduktion, die Durchblutung des Verdauungstraktes und der Bauchspeicheldrüse und das Bewegungsvermögen des Magen-Darmtraktes reduziert. Dies führt dazu, dass die Arzneistoffe langsamer aufgenommen werden. Die Folge ist ein verzögerter Wirkeintritt.

- Im Alter kommt es zu einem Umbau von Körpereiweiß zugunsten des Fettgewebes, fettlösliche Medikamente werden vermehrt im Fettgewebe gespeichert. Da das Körperwasser mit zunehmendem Alter abnimmt, ist die Verteilung für wasserlösliche Stoffe vermindert.
- Ab dem 65. Lebensjahr ist die Nierentätigkeit erheblich eingeschränkt. Die Arzneimittel können den Körper nicht mehr so schnell verlassen und häufen sich an. Wird nun die Dosis nicht reduziert, so kommt es zu einer starken Anhäufung der Medikamente. Dies kann zu einer Überdosierung führen, so dass verstärkt Nebenwirkungen auftreten können. Deshalb ist es notwendig, bei eingeschränkter Nierenfunktion die Arzneimittel, die über die Niere den Körper verlassen müssen, entsprechend niedriger zu dosieren.
- Die Leberfunktion ist dagegen meist nicht so stark vermindert, so dass bei Arzneistoffen, die über Leber -Galle-Darm ausgeschieden werden, die Dosis meist nicht reduziert werden muss.

Um eine übermäßige Einnahme von Medikamenten zu vermeiden (v. a. von Schmerzmitteln), muss den älteren Menschen mitgeteilt werden, dass die Medikamente etwas länger brauchen, bis sie ihre Wirkung zeigen können.

10.4 Arzneimittelallergie

Beim Erstkontakt mit dem Wirkstoff wird das Immunsystem sensibilisiert. Beim Zweitkontakt sind schon Antikörper vorhanden und eine allergische Reaktion tritt ein.

Die allergischen Erscheinungsformen sind vielgestaltig:

- Hautausschläge
- Nesselsucht

- Anschwellen und Entzündung der Schleimhäute
- Fieber
- Schock
- Auch beim Pflegepersonal können durch länger dauernde Anwendung von Arzneimitteln Allergien ausgelöst werden, z. B. durch häufiges Waschen mit einem Händedesinfektionsmittel.

Placebo

Medikament ohne Wirkung.

Dabei ist es egal, ob es sich um Tabletten, Tropfen, Salben oder Ampullen handelt. Eine Placebotablette ist z. B. nur aus Milchzucker gepresst. Placebotropfen oder -ampullen enthalten nur Wasser oder andere Lösungsmittel ohne Arzneistoffe. Auch Bitterstoffe können enthalten sein, um durch den Geschmack eine Wirksamkeit glaubhaft zu machen.

Placebos werden u. a. bei Testreihen von neuen Medikamenten verwendet, um die realistische Wirksamkeit eines neuen Wirkstoffes zu testen. Die Teilnehmer und zum Teil auch die Verabreicher wissen nicht, ob sie ein Medikament mit Wirkstoff oder ein Placebo bekommen.

11 Das Urogenitalsystem und die Geschlechtsorgane

Allgemeine Gedanken

Ebenso wie die Nahrungsaufnahme ist das Ausscheiden der verbrauchten Stoffe eine lebenswichtige Aufgabe. Abfallprodukte müssen regelmäßig über die Blase und den Darm aus dem Körper entfernt werden.

Ausscheiden ist auch heute noch oft ein Tabuthema, alle freuen sich, wenn es funktioniert, aber kaum jemand spricht über Probleme. Wenn Pflegekräfte Pflegeempfänger bei der Ausscheidung unterstützen, kann es für beide zu unangenehmen Situationen kommen. Deshalb sind hier ein professioneller Umgang und ein großes Taktgefühl sehr wichtig. Professionell meint, dass die vorzunehmenden Handlungen im Voraus erklärt werden und die Handlungen eindeutig und sicher vorgenommen werden.

Die meisten Menschen entwickeln im Laufe der Zeit ihre eigenen Ausscheidungsgewohnheiten. Eine erzwungene Änderung (Krankenhaus, Altenheim) kann schnell zu einer ernsthaften Störung der Verdauung führen. Deshalb ist es wichtig, sich über die Gewohnheiten des Pflegeempfängers im Voraus zu informieren.

- Wann und wie oft scheidet der Pflegeempfänger Urin aus?
- Ist er selbstständig oder braucht er Hilfe/Hilfsmittel? Wenn ja, in welcher Form (entkleiden, sich säubern, anziehen) und welcher Art (Toilettenaufsatz, Bettschüssel, Urinflasche, Nachtstuhl) benötigt er Hilfe?
- Wie ist die Einstellung des Pflegeempfängers zur Ausscheidung? Hat er Angst oder Bedenken, Hilfe anzufordern/anzunehmen oder die Bettschüssel zu gebrauchen (z. B. nach einer Operation)?

- Hat er Probleme mit der Ausscheidung? Was sind seine Ess-/Trinkgewohnheiten?

Für unser eigenes Verständnis ist es wichtig, folgende Fragen zu klären:

- Wie oft gehe ich am Tag zur Toilette (Urin, Stuhlgang)?
- Kann ich offen über die Urin- und Stuhlausscheidung sprechen?
- Was würde ich empfinden und befürchten?
- Was kann ich dazu beitragen, dass der Pflegeempfänger so ungeniert wie möglich ausscheiden kann?

11.1 Anatomie und Physiologie des Urogenitalsystems

Das Urogenitalsystem dient zum einen dem Ausscheiden von Wasser und wasserlöslichen Substanzen (Abfälle, die bei der Nahrungsverarbeitung anfallen, überschüssige Salze), zum anderen der Fortpflanzung.

Nieren

Die zwei bohnenförmigen Nieren liegen im Rückenbereich links und rechts der Wirbelsäule unterhalb des Zwerchfells und des letzten Rippenbogens. Sie sind etwa 12 cm lang, 7 cm breit und 4 cm dick. Die Nieren mit ihren »Filtereinheiten« werden auch als die »Kläranlagen« des Körpers bezeichnet.

Physiologie

- Sie produzieren den Urin, durch den harnpflichtige Stoffe, die der Körper nicht benötigt oder die ihm sogar schaden, ausgeschieden werden.
- Innerhalb von 24 Stunden fließen ca. 1000–1500 l Blut durch die Nieren, durch Filtrierung entsteht daraus etwa 1,5 l Urin.

Harnleiter

Von jeder Niere aus führt je ein bleistiftdicker, ca. 25–30 cm langer, von glatter Muskulatur umgebener Schlauch zur Harnblase. »Ventile« sorgen dafür, dass kein Rückfluss aus der Harnblase in die Harnleiter möglich ist.

Harnblase

Die Harnblase ist ein Hohlorgan, sie liegt im unteren geschützten Teil des Beckens. Die Blasenwand besteht aus einem Muskelsystem, das der Blase eine beachtliche Dehnfähigkeit und Flexibilität verleiht. Hat die Blase in leerem Zustand eine flache, schüsselförmige Gestalt, so nimmt sie im gefüllten Zustand eine Kugelform an. Ihr gesamtes Fassungsvermögen beträgt bis zu 1 Liter. In Extremfällen kann sich die Blase dann bis zur Höhe des Bauchnabels ausdehnen.

Harnröhre

Die Harnröhre ist ein muskulöser Schlauch. Beim Mann ist sie etwa 20 cm lang, verläuft durch die Prostata und den Penis und mündet auf der Eichel. Die Harnröhre der Frau ist etwa 2,5–4 cm lang und mündet in den Scheidenvorhof.

Physiologie

Der von der Niere produzierte Urin wird in der Harnblase zwischengelagert. Einen Drang zum Wasserlassen, der aber noch gut toleriert werden kann, verspüren wir bei etwa 200 ml Inhalt. Bei einer Füllung von mehr als 500 ml kommt es zum starken bis schmerzhaften Harndrang. Über die Harnröhre kann der Urin dann abgegeben werden.

Miktion (Wasserlassen)

Beim Füllen der Blase werden in der Blasenwand liegende Dehnungsrezeptoren aktiviert. Diese Dehnungsrezeptoren veranlassen die Meldung der Blasenfüllung über das Rückenmark zum Gehirn. In diesem Moment wird uns bewusst, dass ein Harndrang vorhanden ist und wir Wasser lassen müssen. Vom Gehirn werden nun hemmende Impulse zurück zur Harnblase entsandt, die die unkontrollierte Miktion verhindern.

Das Zusammenziehen der Blase findet erst dann statt, wenn wir bewusst diese Hemmung aufheben. Willentlich öffnen wir nun den äußeren Schließmuskel und der Urin kann abfließen. Durch ein Pressen der Bauchmuskulatur können wir eine Verstärkung des Harnstrahls erreichen. Am Ende der Blasenentleerung zieht sich der Schließmuskel wieder zusammen.

11.2 Urin und Urinausscheidung

Beobachtung des Urins und der Urinmenge

Die genaue Beobachtung des Urins gibt uns wichtige Informationen darüber, ob unser Körper (vor allem Harnsystem, Herz und Kreislauf) richtig arbeitet.

Wir beobachten: Menge, Farbe, Geruch, (krankhafte) Beimengungen, Häufigkeit der Miktion.

Die Ausscheidung des Urins dient der Regulation des Flüssigkeits- und Elektrolythaushalts (Salzhaushalt) sowie der Ausscheidung von Stoffwechselabbauprodukten.

Urin sollte hellgelb bis gelb aussehen. Zahlreiche Krankheiten wirken sich auf die Zusammensetzung des Urins aus.

Urinmessungen

Die Urinmenge ist abhängig von:

- Trinkmenge
- Flüssigkeitsaufnahme durch die Nahrung
- Flüssigkeitsabgabe über die Haut (Schwitzen)
- Abgabe von Feuchtigkeit über die Atmung
- Abgabe von Feuchtigkeit über den Darm
- Höhe des Blutdrucks
- Funktion der Nieren
- Wirkung bestimmter Hormone
- Funktion der ableitenden Harnwege

Der Urin wird willkürlich (willentlich) in 4–6 Portionen pro Tag ausgeschieden, normalerweise schmerzfrei und im Strahl. Die normale Menge beträgt beim Erwachsenen 1–2 l in 24 Stunden.

Tab. B.11.1: Urinmenge

Erkrankung	Ursachen	Veränderung
Anurie Unter 100 ml Urin in 24 h	Nierenversagen Abflussstörung	Dunkler, trüber Urin
Oligurie Unter 500 ml Urin in 24 h	Verringerte Flüssigkeitsaufnahme Erbrechen, Durchfall, Blutverlust Herz-, Nieren- oder andere Krankheiten	Dunkelgelber Urin
Polyurie 3000–20000 ml in 24 h	Stark vermehrte Flüssigkeitsaufnahme Sehr hohe Dosen harntreibender Medikamente	Urin ist schwach konzentriert, hellgelb und klar

Tab. B.11.1: Urinmenge – Fortsetzung

Erkrankung	Ursachen	Veränderung
	Diabetes mellitus Diabetes insipidus (fehlendes Hormon)	

Farbe/Aussehen

Die Farbe des normalen Urins ist je nach Konzentration hell- bis dunkelgelb. Je konzentrierter der Urin (aufgrund geringer Flüssigkeitszufuhr oder großen Flüssigkeitsverlusts, z. B. durch starkes Schwitzen), desto dunkler ist die Farbe.

Tab. B.11.2: Urinfarbe

Veränderung der Farbe	Physiologisch	Krankhaft
Rot	rote Beete, verschiedene Medikamente	Blut aus Blase oder Harnröhre, Blutverdünnung
Goldgelb	Vitamin-Präparate, einige Abführmittel	
Orange	Medikamente zur Bekämpfung von Harnwegsinfekten	
Dunkelgelb/braun	Flüssigkeitsmangel	
Flockige Trübung	Eiweißreiche Kost	Blasenentzündung
Bierbraun und Schaum		Lebererkrankungen
Wasserhell	Hohe Flüssigkeitszufuhr	Diabetes

Geruch

Der Geruch von Urin ist normalerweise unauffällig.

Tab. B.11.3: Uringeruch

Veränderungen des Geruchs	Ursache
Streng, spezifisch	Nach bestimmten Speisen (z. B. Spargel)
Aceton	Stoffwechselentgleisung, z. B. Diabetes, Hunger
Übelriechend	Harnwegsinfekte
Faulig	Bösartige Tumoren der ableitenden Harnwege
Ammoniak (Ziegenstallgeruch)	Lebererkrankungen

Tab. B.11.4: Krankhafte Beimengungen

Beimengung	Ursache
Zucker	Diabetes
Blut	Verletzungen im Urogenitalbereich
Eiweiß	Eiweißreiche Kost, Entzündungen
Bakterien	Entzündungen
Aceton	Diabetes

Flüssigkeitsbilanz

Eine Flüssigkeitsbilanz ist die Gegenüberstellung der Flüssigkeitsaufnahme und der Flüssigkeitsabgabe des Körpers. Beim Trinken und mit dem Essen (fast alle Nahrungsmittel enthalten Wasser) nehmen wir Flüssigkeit auf. Mit dem Urin, mit dem Stuhl, über die Haut, über die Lunge und beim Erbrechen geben wir Flüssigkeit ab. Die Menge dieser Flüssigkeitsabgabe muss durch Trinken oder Infusionen ersetzt werden.

Positive Bilanz

Die Flüssigkeitszufuhr ist höher als die Ausscheidung.

- Mögliche Ödembildung (Flüssigkeit im Gewebe), daher ist es wichtig, bei gefährdeten Pflegeempfängern täglich, zur etwa gleichen Zeit, in der gleichen Kleidung, das Gewicht zu messen.

Negative Bilanz

Die Flüssigkeitszufuhr ist niedriger als die Ausscheidung. Oft fehlt den Pflegeempfängern ein Durstgefühl.

Es kann zu einer Austrocknung der Haut/Schleimhäute kommen. Bildet die Pflegekraft eine Hautfalte beim Pflegeempfänger, bleibt diese für längere Zeit bestehen.

Längerfristig besteht die Gefahr einer Harnstoffvergiftung mit einer zunehmenden Verwirrtheit bis zum Koma.

Unbedingt eine examinieret Kraft informieren!

Eine Bilanzierung empfiehlt sich bei:

- Nierenerkrankungen
- Herzerkrankungen: Wenn z. B. die rechte Herzkammer nicht mehr richtig arbeitet, kann das Blut von den Venen nicht mehr ordnungsgemäß zurücktransportiert werden und staut sich in den Beinen. Flüssigkeit tritt aus den Gefäßen in das Gewebe; es entstehen Ödeme.
- Diabetes mellitus: Große Trinkmengen können auf einen zu hohen Blutzuckergehalt hinweisen.
- Fieberhaften Erkrankungen: Pro °C Fieber benötigt der Körper 500 ml Flüssigkeit zusätzlich.
- Einnahme von Diuretika (Wassertabletten)

- Durchfall, Erbrechen: Der Pflegeempfänger kann sehr viel Flüssigkeit verlieren und rasch austrocknen.
- Alten/verwirrten Menschen: Bei zu geringer Flüssigkeitszufuhr steht den Nieren zu wenig Wasser zur Verfügung; harnpflichtige Substanzen (Abbauprodukte, die über die Nieren ausgeschieden werden) können nicht mehr ausgeschieden werden und reichern sich im Blut an. Es kommt zur Harnstoffvergiftung und in Folge davon zur Verwirrtheit. Oft fehlt bei diesen Pflegeempfängern das Durstgefühl.

11.3 Harnsystem im Alter

Die Anzahl der Filtereinheiten der Niere nimmt bis zum 70. Lebensjahr um etwa die Hälfte ab (Funktionseinschränkungen der Nieren), es kommt zu einem Anstieg von harnpflichtigen Stoffen im Blut und einer verzögerten Ausscheidung von toxischen Stoffen (z. B. Medikamente).

Veränderungen der Urinausscheidung (Miktion)

Häufiger Harndrang und Entleerung von kleinen Mengen:

- Blasenentzündungen, Harnröhrenentzündungen
- Aufregung, Nervosität
- Schwangerschaft
- Prostataerkrankungen
- Psychisch bedingt

Schmerzhaftes Wasserlassen:

- Blasenentzündungen
- Blasensteine
- Verengung der Harnröhre

Harnverhalt (Wasserlassen erschwert):

- Mechanische Hindernisse (Steine, Prostatavergrößerung)
- Lähmungen

Vermehrtes nächtliches Wasserlassen:

- Ödeme (Wassereinlagerungen), die sich tagsüber angesammelt haben und in der Nacht ausgeschwemmt werden (oft bei Herzkranken)
- Einnahme von Wassertabletten

Harnträufeln, unfreiwilliger Harnabgang (Inkontinenz):

- Angst- oder Schamgefühle
- Blasenmuskelschwäche
- Erkrankungen organischer und psychischer Art
- Umgebungsveränderungen (Toilette zu weit weg, Bettgitter oben etc.)

11.4 Erkrankungen der Nieren und Harnwege

Tab. B.11.5: Nieren- und Harnwegserkrankungen

Erkrankung	Ursache	Symptome
Nierenbeckenentzündung (häufigste Nierenerkrankung im Alter)	Aufsteigende Keime aus der Harnröhre	Urindrang; brennende Schmerzen beim Wasserlassen; Ziehen im Rücken und in der Lendengegend; erhöhte Temperatur; der Urin ist blutig verfärbt oder durch Eiter getrübt

Tab. B.11.5: Nieren- und Harnwegserkrankungen – Fortsetzung

Erkrankung	Ursache	Symptome
Nierensteine in der Niere und/oder in den ableitenden Harnwegen	Falsche Ernährung (Innereien und Wild); im Großen und Ganzen sind die Ursachen noch unbekannt	Nierenkolik; Hämaturie (Blut im Urin); Erbrechen
Miktionsstörungen	Prostatavergrößerung; Schließmuskelstarre; Multiple Sklerose; Lähmungen; psychische Ursachen	Miktionsbeschwerden; Inkontinenz
Prostatakarzinom		Miktionsbeschwerden; Verringerung des Harnstrahles; Blut im Urin; Entleerungsstörungen der Blase
Blasenentzündung	Bakterien	Schmerzen beim Wasserlassen
Harnwegsinfektion	Bakterien (oft Darmbakterien) steigen zur Harnblase/Niere auf, ungeschützter Geschlechtsverkehr, Blasenkatheter	Rötung/Schwellung des Gewebes, Schmerzen/Brennen beim Wasserlassen, Blut im Urin, Krankheitsgefühl, schwerer Verlauf: Fieber, Schüttelfrost
Pilzinfektionen	Hefepilze bei nicht ausreichender oder falscher Intimhygiene, Diabetes mellitus	Juckreiz, Brennen und Rötung sowie ein weißer Ausfluss (Fluor) aus der Scheide. In schwereren Fällen: Soorbeläge, in schwersten Fällen Hautläsionen

11.5 Anatomie und Physiologie der Geschlechtsorgane

Die Geschlechtsorgane dienen vornehmlich der Fortpflanzung, es werden äußere und innere Genitalorgane unterschieden. Entwicklungsgeschichtlich gehen Klitoris und Penis aus denselben Anlagen hervor.

Weibliche Geschlechtsorgane

Äußere Geschlechtsorgane

- Scheidenvorhof
- Große und kleine Schamlippen
- Mündung der Harnröhre
- Klitoris (Schwellkörpergewebe, welches stark mit Nervenenden durchsetzt ist und besonders auf Berührungsreize reagiert.)

Innere Geschlechtsorgane

- Eierstöcke (entsprechen den männlichen Hoden), sie sind Produktionsort der Eizellen und weiblicher Geschlechtshormone, münden über die Eileiter in die Gebärmutter.
- Eileiter
- Gebärmutter (Uterus)
- Scheide (dehnbarer, muskulärer Schlauch, 8–10 cm lang, verbindet die Gebärmutter mit den äußeren Geschlechtsorganen).

Klimakterium

Wechseljahre der Frau, die Zeit in der hormonellen Umstellung vor und nach dem Aufhören der Menstruation (Menopause). Es ist ein natürlicher Abschnitt im Leben einer Frau und keine Krankheit; bei starken Beschwerden kann eine Behandlung mit Hormonen nötig sein.

Die häufigsten Beschwerden:

- Hitzewallungen
- Schweißausbrüche
- Herabgesetzte Lust auf sexuellen Kontakt, auch durch eine mögliche beginnende Trockenheit der Scheidenhaut, was zu Schmerzen beim Geschlechtsverkehr und zur Scheidenentzündung führen kann.
- Schwindel
- Schlafstörungen, Müdigkeit
- Reizbarkeit, Stimmungsschwankungen bis hin zu Depressionen

Viele dieser Beschwerden verschwinden nach dem Klimakterium wieder.

Männliche Geschlechtsorgane

Äußere Geschlechtsmerkmale

- Penis (enthält drei Schwellkörper, die sich bei sexueller Erregung mit Blut füllen, wodurch der Penis größer und hart wird)
- Hodensack

Innere Geschlechtsmerkmale

- Hoden, produzieren die Samenfäden (Spermien) und männliche Geschlechtshormone, vor allem das Testosteron
- Prostata (sie produziert einen Teil des Spermas, liegt unterhalb der Harnblase und umkleidet den Anfangsteil der Harnröhre bis zum Beckenboden. Sie gleicht beim Mann in Größe und Form einer Kastanie. An die Rückseite der Prostata grenzt der Mastdarm.)
- Nebenhoden (liegen den Hoden auf und stehen mit dem zugehörigen Hoden in Verbindung. Sie dienen der Reifung und Lagerung der vom Hoden produzierten Samenzellen und gehen in den Samenleiter über.)

- Samenleiter
- Bläschendrüsen

Beim Mann kommt hinzu, dass der Penis mit seiner Harnröhre auch zu den Harnwegsorganen zählt.

Der Penis und die weibliche Klitoris (Kitzler) gehen entwicklungsgeschichtlich gesehen auf dieselben Anlagen zurück. Der vordere Teil des Penis, die Eichel, ist von einer Vorhaut umgeben, die an der Unterseite eine Hautfalte, das Vorhautbändchen, besitzt. Die Eichel und das innere Blatt der Vorhaut sondern Zellen und Talg ab, welche bei mangelhafter Hygiene mit Resten von Urin das Smegma bilden.

Beim Mann findet (im Gegensatz zur Frau im Klimakterium) kein plötzliches Aussetzen der Hormonproduktion und der Fortpflanzungsfähigkeit statt. Es bestehen jedoch ausgeprägte individuelle Unterschiede und viele Männer werden früher oder später infertil (zeugungsunfähig), was nicht mit Impotenz (fehlende Versteifung des Penis) verwechselt werden darf. Ein bei manchen Männern auftretender deutlicher Abfall der Testosteronproduktion kann (ähnlich wie beim Klimakterium der Frau) zu Hitzewallungen oder Kopfschmerz führen.

Allgemeine Prophylaxen

- Viel trinken und dadurch die Blase regelmäßig entleeren
- Vor und nach dem Geschlechtsverkehr die Blase entleeren. Dies hilft, Bakterien aus der Harnröhre zu entfernen.
- Die Genitalien sollten vor Verunreinigungen durch Stuhlreste geschützt werden. Zum Abwischen nach dem Stuhlgang sollte von den Genitalien ausgehend in Richtung Steißbein gewischt werden, Frauen sollten nach dem Urinieren in Richtung After wischen. Nach orientalischem Brauch empfiehlt sich die Waschung nach dem Stuhlgang (beispielsweise durch Benutzung eines Bidets).
- Vor dem Geschlechtsverkehr (zumindest) die Genitalien waschen. Nach dem Verkehr empfiehlt sich auf jeden Fall bei Frauen die Waschung der äußeren Schamlippen.

- Der Intimbereich sollte einmal täglich mit lauwarmem Wasser gewaschen werden.
- Eine regelmäßige Rasur der Geschlechtsregion kann zum Entstehen von Ekzemen führen, andererseits können Bereiche, die regelmäßig rasiert werden, besser beobachtet und gründlicher gewaschen werden.
- Tägliches Waschen mit Wasser sowie täglich frische Unterwäsche reichen als Hygienemaßnahmen völlig aus.
- Eine Beschneidung (Entfernung der Penis-Vorhaut) aus hygienischen Gründen ist nicht notwendig.

Intimhygiene bei der Frau

Die vorhandenen Milchsäurebakterien im Genitalbereich verhindern die Ansiedlung von Pilzen und Bakterien in der Scheide, der natürliche Scheidenausfluss hat eine selbstreinigende Funktion, abgestorbene Hautzellen und eventuell eingedrungene Erreger werden aus der Scheide ausgespült und die Intimregion feucht gehalten. Durch falsche Hygienemaßnahmen kann es zum Austrocknen der Scheide kommen, sie wird dann anfälliger für Entzündungen. Deshalb sollen statt aggressiver alkalischer Seifen mit einem hohen pH-Wert (Gradmesser für sauer/alkalisch), die den natürlichen Säureschutzmantel zerstören, pH-hautneutrale Waschstücke oder Lotionen verwendet werden.

Spezialprodukte für die Intimpflege sind nicht notwendig, sondern oft sogar absolut kontraproduktiv. Die Beschränkung auf Wasser verhindert die Zerstörung der natürlichen Genitalflora durch aggressive Waschsubstanzen. Normalerweise reicht es vollkommen aus, sich ein- bis zweimal täglich den Genitalbereich mit klarem, lauwarmem Wasser zu waschen, am besten ist ein kurzes Duschbad.

Frauen, die häufig unter Entzündungen leiden, verzichten besser auf synthetische Unterwäsche und tragen stattdessen reine Baumwolle. Synthetik kann den Schweiß nicht aufsaugen und durch die erhöhte Feuchtigkeit wird das Risiko einer Entzündung oder eines Pilzbefalls größer. Auch Slip-Einlagen mit Plastikfolie erzeugen einen zusätzlichen Wärmestau und eine erhöhte Feuchtigkeit.

Intimhygiene beim Mann

Auch hier bedarf es keinerlei Spezialprodukte, normales Waschen mit vollständigem Zurückziehen der Vorhaut reicht völlig aus.

Vorlegen einer Urinflasche

Beim Vorlegen einer Urinflasche ist darauf zu achten, dass es nicht zu einem Verrutschen kommen kann (Bettdecke, Sandsack), auch sollten sie nicht zu lange liegen (Dekubitusgefahr). Frauen nehmen entweder ein Steckbecken oder spezielle Urinflaschen. Nach dem Entfernen ist für eine entsprechende Intimpflege zu sorgen und auf Veränderungen zu achten.

11.6 Inkontinenz

Als Inkontinenz wird ein unfreiwilliger/unkontrollierbarer Urin-/Stuhlverlust bezeichnet.

In Deutschland und in den großen Industrienationen ist Inkontinenz weit verbreitet. Genaue Zahlen gibt es nur wenige, da Inkontinenz immer noch ein Tabuthema ist und oft im Verborgenen bleibt. Die einzigen einigermaßen verlässlichen Zahlen liefern die großen Hersteller von Inkontinenzhilfsmitteln, demnach steigt die Zahl der von Inkontinenz betroffenen Menschen ständig an. Von den in Deutschland mit einer behandlungs- oder versorgungsbedürftigen Inkontinenz lebenden Menschen (ca. 5 % der Bevölkerung) sind ein großer Teil älter als 60 Jahre, bei den über 80-jährigen sind es sogar nahezu 30 %. Inkontinenz ist einer der häufigsten Gründe für die Einweisung in ein Pflegeheim.

11.6.1 Harninkontinenz, Kontinenztraining

Ursachen

- Schlaganfall, Morbus Alzheimer
- Gehirntumor
- Multiple Sklerose
- Nicht funktionierende Blasenmuskulatur
- Querschnittslähmung (Tetraplegie)
- Erkrankung (Harnwege, Darm, Blasen-/Gebärmuttersenkung)
- Psychopharmaka
- Psychische/psychiatrische Störung: Rückfall in kleinkindliche Verhaltensweisen (Psychosen)
- Konflikte mit Betreuungspersonen

Oft sind es aber auch banale Probleme – ein zu langer/ungewohnter Weg zur Toilette, das WC ist häufig verschmutzt/besetzt oder nicht abschließbar, fehlendes WC-Papier, keine Haltegriffe usw. – die Pflegeempfänger davon abhalten, rechtzeitig die Toilette aufzusuchen.

Pflege

Durch die entstehende Geruchsbelästigung trinken Betroffene oft zu wenig, die Personen ziehen sich zurück, es kann zu großen seelischen und körperlichen Problemen kommen. Wichtig ist es deshalb, den Pflegeempfängern klarzumachen, dass es Möglichkeiten gibt, ihnen zu helfen. Voraussetzung allerdings ist die Bereitschaft aller Beteiligten.

- Örtliche Missstände beseitigen (s. o.), eventuell Nachtstuhl oder Urinflasche ans Bett.
- Toilettentraining: versuchen, die Blase an feste Zeiten zu gewöhnen; zunächst alle zwei Stunden, bei Erfolg kann das Zeitintervall ausgedehnt werden. Eine Tabelle mit jeweiligen Zeiten der Toilettengänge ist eine Kontrolle und Hilfe für Pflegeempfänger und Pflegenden.

- Blasentraining: den Strahl häufiger unterbrechen.
- Guter Hautschutz beim Einsatz von aufsaugenden Hilfsmitteln, da die Ausscheidungen die Haut stark angreifen. Geschädigte Haut nur mit Öl statt mit Wasser und Seife säubern.
- Ausreichende Wechsel von aufsaugenden Hilfsmitteln, um Hautschäden zu vermeiden.
- Durch Anspannen des Beckenbodens kann dieser trainiert werden. Die Beckenbodenmuskeln liegen auf der Innenseite des Beckens. Sie umschließen Harnröhre, Scheide und Darmöffnung, kontrollieren zusammen mit den Schließmuskeln die Öffnungen der Ausscheidungsorgane und sorgen für die richtige Position der Harnröhre. Sind die Muskeln zu schlaff, kann die Harnröhre bei Anstrengung sinken und es kommt zum unkontrollierten Harnverlust.
- Verschiedene Hilfsmittel bieten Schutz. Es gibt Hilfsmittel, die den Urin auffangen oder ihn ableiten.
- Entsprechende Kleidung (keine Knöpfe oder Haken etc., lieber Klettverschluss oder ein Gummizug) erleichtert bei starkem Drang die schnelle Entleerung.

11.6.2 Hilfsmittel

Anforderungen an die Inkontinenzversorgung

- Möglichst dicht gegen Ausscheidungen und Gerüche
- Geräuscharmes und optisch unauffälliges Hilfsmittel
- Hautfreundliches Material
- Kann Ausscheidungen sicher aufnehmen
- Einfache Handhabung, um möglichst die Selbstständigkeit des Betroffenen erhalten.

Aufsaugende Inkontinenzhilfsmittel

- Vorlagen

- Einlagen
- Tropfenfänger (Penistaschen) für Männer
- Windelhosen halten die Haut bei regelmäßigem Wechsel trocken, schränken allerdings sehr die Hautatmung ein und sorgen für ungesundes Hautklima, sie sind vor allem für die Nacht geeignet.
- Windeln
- Bettauflagen bestehen meist aus Zellstoff auf der einen und einer Folie auf der anderen Seite. Der Urin sickert in den Zellstoff ein und wird in ihm gehalten. Da ihnen meist der »Superabsorber« fehlt, kann es zu Rücknässungen und Hautreizungen führen. Man sollte daher dieses Hilfsmittel nur als Sicherung verwenden und zum primären Schutz ein Produkt wählen, welches größeren Schutz bietet. Es gibt Bettauflagen in verschiedenen Größen und Saugstärken.

Ableitende Harninkontinenzhilfsmittel

Kondom-Urinale mit Auffangbeutel (Urinbeutel) für Männer

Das Kondom-Urinal wird über den Penis gerollt, mit Hilfe von Hautkleber fixiert und ist an der offenen Seite mit einem Auffangbeutel verbunden. Von dem Beutel stehen verschiedene Größen zur Verfügung, vom kleinen Oberschenkelbeutel bis hin zum Nachtbeutel. Der Hautkleber kann im Kondom selbst als Tube oder als Klebestreifen vorliegen. Ein richtig fixiertes Kondom hält ca. 24 Stunden und stellt eine komplikationslose Versorgung dar. Ein Vorteil ist, dass die Haut nur wenig mit dem Urin in Berührung kommen kann, da der Urin in Beuteln gesammelt wird. Praktisch ist auch, dass man den Beutel in eine Toilette entleeren kann und das komplette System nur einmal am Tag gewechselt werden muss. Nachteile sind der Schlauch und das Gluckern im Beutel. Beim Wechsel sind Handschuhe zu tragen, dann kann das Kondom-Urinal vorsichtig entfernt werden. Pflasterreste sind mit entsprechenden, hautschützenden Mitteln zu entfernen, der Intimbereich ist anschließend zu waschen. Nach dem Trocknen wird das neue Kondom-Urinal über den Penis gerollt, der sichere Sitz überprüft und ein neuer Auffangbeutel befestigt.

Blasendauerkatheter

Ein Dauerkatheter ist eine Notlösung, denn bei diesem Hilfsmittel sind die Risiken enorm hoch, da er schon nach 72 Stunden mit Bakterien infiziert ist und es sehr oft zu Infektionen und Komplikationen kommt. Darum werden Dauerkatheter nur verwendet, wenn es zum Beispiel nach Operationen notwendig ist oder bei bestimmten Erkrankungen der ableitenden Harnorgane eine Entlastung der Blase notwendig ist.

Blasenkatheter mit Auffangbeutel

Von dem Beutel stehen verschiedene Größen zur Verfügung, vom kleinen Oberschenkelbeutel bis hin zum Nachtbeutel.

Intermittierender Selbstkatheterismus

Der ISK ist eine einfach zu lernende Art, die Blase zu entleeren. Hierbei wird ein dünner Kunststoffschlauch in die Blase eingeführt und der Urin abgelassen. Es gibt viele Systeme von Einmalkathetern. Bei manchen muss man erst in die Harnröhre Gleitmittel einspritzen, andere müssen mit Wasser oder Kochsalzlösung aktiviert werden und die modernsten Systeme sind bereits gebrauchsfertig verpackt.

Sehr wichtig sind die Hygiene und das korrekte Erlernen des Katheterismus. Nur so können die Gefahren von Infektionen und Verletzungen nahezu ausgeschlossen werden. Dieses überaus praktische System kann auf Dauer angewendet werden. Der Patient gewinnt durch dieses System fast die Freiheiten eines Kontinenten zurück und selbst für Schulkinder ist das Erlernen des ISK ein Kinderspiel. Da die Technik sehr leicht erlernt werden kann, ist der ISK inzwischen sehr weit verbreitet und somit außer den aufsaugenden Hilfsmitteln die beste Lösung zur Versorgung der Inkontinenz.

Suprapubische Blasenfistel (Bauchdeckenkatheter, SPF)

Die SPF wird von der Bauchdecke aus über eine Punktionskanüle in die Blase geschoben.

Das Ziel soll jedoch immer der Erhalt der natürlichen Funktion sein, bei allen anderen Maßnahmen besteht eine wesentlich erhöhte Gefahr der Infektion von Blase und Nieren!

11.6.3 Katheterpflege

Komplikationen

Auch bei korrekter Katheteranlagetechnik, Verwendung eines geschlossenen Harnableitungssystems und trotz sorgfältiger pflegerischer Maßnahmen lassen sich Harnwegsinfektionen nicht sicher vermeiden. Die Wahrscheinlichkeit der Verkeimung liegt bei durch die Harnröhre katheterisierten Patienten zwischen 3 und 10 % pro Liegetag des Katheters, nach 30 Tagen sind bei der Mehrheit der Patienten Bakterien im Urin nachzuweisen.

Mit jedem Katheterwechsel sollte deshalb erneut überprüft werden, ob es noch einen Grund zur Fortführung der Katheterdrainage gibt. Die Steigerung der täglichen Trinkmenge auf 2 bis 3 l am Tag kann durch den Spüleffekt zu einer Verminderung der Keime und der Verkrustungen führen.

In welchen Abständen sollte ein Blasenkatheter gewechselt werden?

Die Liegedauer eines Blasenverweilkatheters hängt vom Material des Katheters, der Urinausscheidung, Infektion, Verkrustungsneigung und Verschmutzung ab. Es werden für den DK bis zu zwei Wochen (Silikon: vier Wochen) angegeben, die SPF kann bei korrekter Pflege über Jahre liegen bleiben. Dennoch sollten Blasenverweilkatheter heute nicht mehr routinemäßig in festen Zeitabständen gewechselt werden, sondern bei Bedarf nach individuellen Gesichtspunkten, da die Länge der Wechselintervalle patientenabhängigen Schwankungen unterliegt. Ein Katheter muss nicht gewechselt werden, solange ein freier Urinabfluss und klarer Urin gewährleistet sind, keine lokalen oder systemischen Infektionen vorliegen und der Patient beschwerdefrei ist.

Was muss der Patient bei der Katheterpflege beachten?

Kondom-Urinal

Ein richtig fixiertes Kondom hält ca. 24 Stunden und stellt eine komplikationslose Versorgung des männlichen Betroffenen dar. Vor dem Wechsel sind die Hände zu waschen, dann kann das Kondom-Urinal vorsichtig entfernt werden. Pflasterreste sind mit entsprechenden, hautschützenden Mitteln zu entfernen, der Intimbereich ist anschließend zu waschen. Nach dem Trocknen wird das neue Kondom-Urinal über den Penis gerollt, der sichere Sitz überprüft und ein neuer Auffangbeutel befestigt.

Blasenkatheter

Im Rahmen der täglichen Hygiene sollte der äußere Katheteranteil vorsichtig mit Wasser und Seife gereinigt werden. Vor und nach jeder Manipulation am Katheter oder Drainagesystem sollte eine Händedesinfektion erfolgen. Geschlossene Harnableitungssysteme mit Ablassvorrichtung dienen der Minderung von aufsteigenden Infektionen und sollten bei Dauerkathetern Standard sein. Eine Tropfkammer und ein Klappenventil verhindern dabei den Urinrückfluss aus dem Auffangbeutel. Auch bei der Verwendung von solchen Systemen sollte der Urinauffangbeutel immer unterhalb des Blasenniveaus befestigt werden, um den Harnabfluss zu sichern. Beinbeutel ermöglichen ein freies Bewegen.

SPF-Verbandswechsel

- Einstichstelle und das umgebende Hautareal müssen regelmäßig kontrolliert werden.
- Regelmäßige Rasur (Vermeidung von Haarbalgverletzungen beim Lösen von Pflasterverbänden, Verbandswechsel für Betroffene erheblich schmerzloser)
- Trockene Krusten und Beläge, die sich am Stichkanal und Katheter gebildet haben, mit physiologischer Kochsalzlösung lösen und anschließend entfernen.
- Punktionsstelle mit zwei um 180 Grad gegeneinander versetzte Schlitzkompressen, 5 mal 5 Zentimeter, abdecken.
- Verband mit hautfreundlichem Pflaster auf der Haut fixieren.
- Verbandswechsel sollten zweimal wöchentlich erfolgen.

Betroffene können ohne Verband duschen und dabei alle Verunreinigungen beseitigen. Hier gilt der Grundsatz: Viel Wasser hilft viel!

Komplikationen

- Blutungen durch Reibung der Katheterspitze an der Blasenschleimhaut. Gelegentliche leichte Blutungen, die sich nach kurzer Zeit einstellen, sind unbedenklich.
- Stärkere Blutungen können eine Katheteröffnung verstopfen, der Kathether muss angespült werden.
- Entzündung der Haut im Punktionsbereich: Desinfektion und regelmäßiger Verbandswechsel.
- Keine vorsorgliche Verwendung von antiseptischen Salben.

Aufsaugende Hilfsmittel

Diese Hilfsmittel sind zum Gesäß hin zu entfernen, um eine Keimverschleppung vom Anus zur Harnröhre zu vermeiden. Nach dem Waschen und eventueller Hautpflege ist das Hilfsmittel in der Mitte der Länge nach zu falten und dem Pflegeempfänger anzulegen.

Wann sollte eine verantwortliche Pflegekraft informiert werden?

- Trüber, übelriechender Urinabfluss
- Fieber
- Flanken-/Unterbauchschmerzen
- Ungenügender oder ganz fehlender Abfluss
- Dünnflüssiger Stuhl
- Stuhlauflagerungen (Blut, Fett)

Wie verhalte ich mich beckenbodenbewusst?

- Heben Sie Lasten mit beiden Händen, mit geradem Rücken und gebeugten Beinen und spannen Sie dabei den Beckenboden an, während Sie tönend ausatmen. Meiden Sie schwere Lasten.
- Stehen und sitzen Sie mit aufrechter Rückenhaltung.
- Vermeiden Sie unnötiges Pressen auf der Toilette beim Wasserlassen und Abführen. Atmen sie tönend aus beim Pressen. Sitzen Sie mit geradem Rücken, die Füße flach auf dem Boden. Nehmen Sie sich Zeit!
- Achten Sie auf weichen Stuhlgang, indem Sie sich richtig ernähren und genügend trinken.
- Husten und niesen Sie »zum Himmel« mit geradem Rücken und angespanntem Beckenboden.
- Steigen Sie über die Seitenlage und dem Sitz aus dem Bett, legen Sie sich über Sitz und Seitenlage hin.
- Tragen Sie Schuhe mit weichen Sohlen.

Männer haben häufig infolge einer Prostataoperation Inkontinenzprobleme. Während der Operation wird ein Teil des inneren Blasenschließmuskels durchtrennt. Der äußere Blasenschließmuskel kann die Funktion des inneren Schließmuskels ersetzen, so dass eine Inkontinenz verhindert werden kann. Das Training der Beckenbodenmuskulatur sollte schon vor der Operation begonnen werden. Die Erfahrung hat gezeigt, dass die Patienten die Übungen vor der Operation leichter erlernen und postoperativ direkt anwenden können.

12 Das Nervensystem

12.1 Anatomie/Physiologie des Nervensystems

Das Nervensystem steuert (zusammen mit dem Hormonsystem) alle Funktionen im Körper. Es versetzt uns in die Lage zu denken, zu fühlen, zu sehen, zu hören, zu riechen, zu schmecken, Schmerzen und Temperatur zu empfinden und mit unserem Tastsinn Reize aufzunehmen. Auch die Fähigkeit, uns zu bewegen, zu atmen, Hunger und Durst zu empfinden, zu verdauen, unseren Kreislauf zu regulieren usw. wäre ohne Nerven nicht möglich.

Das Nervensystem besteht aus verschiedenen Nervenzellen, deren empfindliche Endpunkte (Rezeptoren) Informationen über die Umwelt und den eigenen Organismus aufnehmen und als elektrische Reize über mehrere miteinander verbundenen Nervenzellen zum Rückenmark/Gehirn weiterleiten bzw. Befehle vom Rückenmark oder Gehirn an die entsprechenden Organe überbringen.

Melden unsere Nervenenden z. B., dass uns unsere momentane Lage zu unbequem wird, wird ein Befehl an die Muskulatur gesendet, um unsere Position zu ändern (Dekubitusprophylaxe).

Zentrales Nervensystem

- Gehirn
- Rückenmark

Peripheres Nervensystem (peripher: am Rand)

- Hirnnerven: zwölf Nervenfaserbündel, die das Zentrale Nervensystem oberhalb des Rückenmarks verlassen. Bis auf den Nervus vagus, der bis in den Bauchraum reicht, versorgen die Hirnnerven den Kopfbereich und die Halsregion.
- Nervensystem des restlichen Körpers.
- Beide Nervensysteme bestehen aus zwei verschiedenen Nervenbahnen:
  - Nervenbahnen, die Reize von den Sinnesorganen zum Rückenmark und dann zum Gehirn weiterleiten.
  - Nervenbahnen, die vom Gehirn oder Rückenmark kommende Befehle zu den entsprechenden Organen und Geweben leiten und dort eine Reaktion hervorrufen.

Bei einem Menschen von 2 m Größe dauert es etwa 2/1000–2/100 einer Sekunde, bis der Schmerz vom großen Zeh im Gehirn ankommt.

Das Gehirn

Unser Gehirn ist die Steuerzentrale für den ganzen Körper, es ist etwa 1,3 kg schwer und enthält über sechzig Milliarden Nervenzellen.

Die Durchblutung des Gehirns erfolgt hauptsächlich über die beiden Halsschlagadern. Eine Blut-Hirnschranke sorgt dafür, dass einige Stoffe nicht über die Blutgefäße ins Gehirn gelangen können, sie dient dem Schutz des Gehirns.

Es wird in mehrere Bereiche mit unterschiedlichen Funktionen unterteilt. Eine Verletzung hat abhängig vom betroffenen Bereich den entsprechenden Ausfall einer Körperfunktion zur Folge.

Interessant ist, dass die Intelligenz nicht von der Größe des Gehirns abhängt (Frauen haben meist ein kleineres Gehirn), sondern von der Anzahl der Verknüpfungen der einzelnen Gehirnzellen untereinander.

Das Rückenmark

Das Rückenmark ist die »Verlängerung« des Gehirns und genauso von einer weichen Rückenmarkhaut, einer Spinnwebhaut, dem Liquor und einer harten Rückenmarkhaut umgeben. Es »schwimmt« hinter der Wirbelsäule und ist hauptsächlich durch die austretenden Nerven aufgehängt. Die Nervenbahnen der linken und rechten Körperhälfte kreuzen sich vor dem Eintritt in das Gehirn, so dass bei einer Schädigung der rechten Hirnhälfte die linke Körperseite betroffen ist (Schlaganfall).

Bei Linkshändern ist im Gegensatz zu Rechtshändern der rechte Hirnanteil die vorherrschende Hirnhälfte, die Ursache für diese Verschiebung ist noch nicht bekannt.

Willkürliches Nervensystem

- Steuert alle Vorgänge, die wir willentlich beeinflussen können (Muskelbewegungen).

Unwillkürliches (vegetatives) Nervensystem

- Steuert alle inneren Organe, z. B. das Herz, die Blutgefäße, die Atmung und das Verdauungssystem
- Es lässt sich durch äußere Reize beeinflussen: Angst z. B. löst eine Aufmerksamkeitssteigerung aus, all unsere Sinne werden geschärft und die Verdauung wird zurückgestellt.

Alle lebenswichtigen Funktionen lassen sich nicht völlig unterdrücken, durch langes und intensives autogenes Training oder Meditation schaffen es aber einige Menschen, ihre Herz- und Atemfrequenz zu senken.

Der Reflex

Reflexe dienen zum Schutz, sofort benötigte Reaktionen müssen nicht erst zum Gehirn geleitet werden, sondern werden schon im

Rückenmark umgesetzt (z. B. Schmerz) und lösen von dort eine Reaktion an einem Muskel aus.

Kniesehnenreflex

Unsere Muskulatur hat normalerweise eine Grundspannung, ist also nicht völlig erschlafft und unser Körper versucht, diese aufrecht zu erhalten. Durch einen Schlag unter die Kniescheibe wird ein Muskel kurzfristig gedehnt (der Muskel bekommt ja durch den Hammer eine »Delle«, er wird länger). Dieser Reiz wird zum Rückenmark geleitet, hier wird diese Information »verarbeitet« und sofort ein Befehl an den Muskel gegeben, die ursprüngliche Länge durch ein Zusammenziehen des Muskels wiederherzustellen. Durch das Zusammenziehen kommt es zu einer Verkürzung des Muskels und einem Hochschnellen des Unterschenkels.

Tab. B.12.1: Das Nervensystem

Zentrales Nervensystem	Gehirn, Rückenmark
Peripheres Nervensystem	Restliches Nervensystem
Willkürliches Nervensystem	Willentlich beeinflussbar
Vegetatives Nervensystem	Nicht willentlich beeinflussbar, innere Organe, Herz, Blutgefäße, Atmung, Verdauungssystem
Reflex	Verkürzte Reizreaktion über das Rückenmark, Schutzfunktion

12.2 Sinnesorgane/-Wahrnehmungen

Sinnesorgane enthalten bestimmte Rezeptoren, um Reize aus der Umwelt oder aus dem Inneren des Körpers wahrzunehmen. Diese Reize werden über Nervenbahnen zum zentralen Nervensystem geleitet, dort als »Sinnesempfindung« bewusstgemacht und lösen u. U. entsprechende Reaktionen aus.

Das Auge

Anatomie

Hinter einer durchsichtigen Hornhaut im vorderen Teil des kugelförmigen Auges liegt die vordere Augenkammer, die mit Kammerwasser gefüllt ist. Sie wird durch die Irishaut (sie bestimmt unsere Augenfarbe und hat in der Mitte die Pupille) von der hinteren Kammer getrennt.

In der hinteren Kammer befindet sich eine an Fasern aufgehängte, flexible Linse. Hinter der Linse liegt der sogenannte (flüssigkeitsgefüllte) Glaskörper der innen liegenden Netzhaut und des gelben Flecks. Durch das Loch in der Iris (Pupille) gelangen Lichtstrahlen in das Innere des Auges, sie dringen durch die Linse und den Glaskörper und treffen auf die lichtempfindliche Netzhaut.

Lichtwellen werden als elektrischer Reiz zum Sehzentrum geleitet, wo aus vielen Einzelreizen dann ein Bild entsteht. Zwar ist die ganze Netzhaut mit Sinneszellen bedeckt, das Scharfsehen konzentriert sich jedoch auf nur 0,02 % der Fläche mit der größten Dichte an Rezeptoren, dem gelben Fleck.

In der Netzhaut befinden sich zwei verschiedene Rezeptoren:

- Stäbchen: Aufnahme von Hell und Dunkel
- Zäpfchen: Farbsehen

Diese Rezeptoren sind unterschiedlich verteilt.

Bei hellem Licht verkleinert sich die Pupille, um das Auge zu schützen. In der Dunkelheit vergrößert sie sich, um möglichst viel Licht ins Auge kommen zu lassen.

Beim Betrachten eines Gegenstandes kommt das ruhende und scharfe Bild dadurch zustande, dass die Augenmuskeln uns nacheinander verschiedene Ausschnitte des Objektes vor den gelben Fleck führen. Das Auge ruht also beim Betrachten nie, es ist immer in kleinster Bewegung begriffen. Ein Punkt wird für Sekundenbruchteile fixiert, dann springen die Muskeln mit einer ruckartigen Bewegung zu einem nächsten Punkt. Aus diesem Abtasten wird schließlich das deutliche Gesamtbild generiert. An der Eintrittsstelle des Sehnervs in die Netzhaut befinden sich keine Sinneszellen, hier befindet sich der sogenannte blinde Fleck.

Im Laufe des Alters lässt die Elastizität der Linse nach, der scharfe Punkt zum Lesen rückt immer mehr in die Ferne, »die Arme werden zu kurz zum Lesen«. Dies nennt man Altersweitsichtigkeit.
Normalsichtigkeit:
Das scharfe Bild liegt genau im gelben Fleck.
Kurzsichtigkeit:
Das Bild liegt vor dem gelben Fleck; nach innen gewölbte Brillengläser.
Weitsichtigkeit:
Das Bild liegt hinter dem gelben Fleck; nach außen gewölbte Brillengläser.

Alterserkrankungen

Grauer Star (Katarakt)

Trübung der Augenlinse.

Er ist die häufigste Ursache einer Erblindung, in 90 % der Fälle handelt es sich um einen Alterskatarakt.

Symptome

- Langsam zunehmende Sehstörungen
- Starke Blendungserscheinungen
- Im fortgeschrittenen Stadium: »Sehen wie durch ein Milchglas«

Grüner Star (Glaukom)

Erkrankung durch einen erhöhten Augeninnendruck, der den Sehnerv schädigt.

Symptome

- Bei unzureichender Therapie kommt es schleichend zu Gesichtsfeldausfällen (Einschränkung des Sehbereiches) und Erblindung.

Ab dem 40. Lebensjahr wird eine regelmäßige Glaukom-Früherkennung empfohlen.

Tab. B.12.2: Augenerkrankungen

Auge	**Netzhaut, Hell/Dunkel-Sehen: Stäbchen, Farbe: Zäpfchen, gelber Fleck: Punkt schärfsten Sehens**
Normalsichtigkeit	Das scharfe Bild liegt genau im gelben Fleck
Kurzsichtigkeit	Das Bild liegt vor dem gelben Fleck
Weitsichtigkeit	Das Bild liegt hinter dem gelben Fleck
Grauer Star (Katarakt)	Trübung der Augenlinse.
Grüner Star (Glaukom)	Erhöhter Augeninnendruck, der den Sehnerv schädigt

Das Ohr

Anatomie

Das **äußere Ohr** besteht aus der Ohrmuschel und dem äußeren Gehörgang. Im äußeren Gehörgang befinden sich noch die Ohrenschmalzdrüsen. Das Trommelfell bildet den Übergang vom äußeren Ohr zum Mittelohr.

Im **Mittelohr** befindet sich die luftgefüllte Paukenhöhle. Die in ihr liegenden drei Gehörknöchelchen, der Hammer, der Amboss und der Steigbügel, übertragen und verstärken die akustischen Schwingungen des Trommelfells. Der Steigbügel ist in eine Öffnung (ovales Fenster) des Schädelknochens (Felsenbein) beweglich eingepasst.

Eustachische Röhre: Verbindung von Paukenhöhle und Rachen.

- Sie ist normalerweise verschlossen
- Gleicht den Druck im Mittelohr dem des Nasen-Rachen-Raums und somit dem Außendruck an
- Ableiten von Sekreten aus dem Ohr, bei Erkrankungen der oberen Atemwege kann die Eustachische Röhre verstopfen.

Ein Druckausgleich kann durch Schlucken und Gähnen erreicht werden, da sich das rachenseitige Ende der Röhre dabei öffnet. Durch das Schließen von Mund und Nase und gleichzeitigem Ausatmungsversuch kann der Druck im Nasenrachenraum erhöht und ebenfalls ein passives Öffnen der Eustachischen Röhre erreicht werden.

Eine rasche Drucksenkung der Außenluft z.B. in einem Flugzeug, das sich im Steigflug befindet, kann bei nicht ausreichender Belüftung des Mittelohres zu einer schmerzhaften Auswölbung des Trommelfells nach außen führen.

Das **Innenohr** liegt hinter dem ovalen Fenster im knöchernen Felsenbein, es enthält drei übereinanderliegende gebogene Kanäle mit dem Gleichgewichtsorgan und dem eigentlichen Hörorgan, der flüssigkeitsgefüllten Schnecke.

Zu beiden Seiten des Gesichts vor und unter dem Ohr und vom Jochbogen bis zum Kieferwinkel herunter liegen die **Ohrspei-**

cheldrüsen. Eine Entzündung im Rachenraum kann auch zu einer Entzündung der Ohrspeicheldrüsen führen.

Physiologie

Unser Ohr ist in der Lage, Schallwellen eines bestimmten Frequenzbereiches wahrzunehmen. Die Schallwellen werden vom äußeren Ohr über das Trommelfell zum Mittelohr und dann zum inneren Ohr weitergeleitet. Hier werden sie in elektrische Signale umgewandelt und zum Hörzentrum geleitet.

Sinneszellen in der Schnecke (Haarzellen, die sich durch die übertragenen Schwingungen bewegen) sind über einen Nerv direkt mit dem Hirngebiet verbunden, welches für unser Gleichgewicht zuständig ist.

> **Ohr**
> Außenohr, Mittelohr, Innenohr, Ohrspeicheldrüsen, Gleichgewichtsorgan, Eustachische Röhre

Die Nase

Anatomie

Die Nase liegt im Gesichtszentrum, sie gehört zu den äußeren und oberen Atemwegen. Die Nasenhöhle ist durch die Nasenscheidewand zweigeteilt und von einer Schleimhaut mit Flimmerhärchen ausgekleidet. Hinter dem Nasenraum liegt der Rachenraum, der Speise- und Luftweg verbindet.

Physiologie

Die eingeatmete Luft wird gereinigt und angefeuchtet. Die Nase ist innen mit Geruchsrezeptoren ausgekleidet. Unser Geruchssinn spielt beim Geschmack eine sehr wichtige Rolle, erst das Zusammenspiel von Geruch, Geschmack und Beschaffenheit der Speisen ergeben das »Schmecken«. Fällt der Geruchssinn aus, schmecken viele Dinge ausgesprochen fade.

Geruchsrezeptoren warnen uns auch vor vielen giftigen Gasen oder verdorbenen Lebensmitteln.

Nase
Geruch, Reinigung, Anfeuchtung

Der Mund

Anatomie

Der Mund bildet den obersten Teil des Verdauungstrakts und dient der Lauterzeugung und der Atmung.

- Die knöchernen Ober- und Unterkiefer enden in zwei Zahnreihen, vor denen sich die Lippen befinden.
- Die Mundhöhle (Innenraum des Mundes) enthält den Mundboden, die bewegliche Zunge, Speicheldrüsen und den oberen Gaumen.

Bis auf die Lippen sind alle Bestandteile von einer Schleimhaut umgeben. Die Zunge ist mit Hilfe von Geschmacksrezeptoren in der Lage, süß, salzig, sauer und bitter zu empfinden. Neuere Untersuchungen deuten auf Geschmacksrezeptoren für Fett und Fleisch/Glutamat hin. Alle Stoffe müssen dabei im Speichel gelöst sein, um geschmeckt zu werden. Hinzu kommen noch Rezeptoren für das Ertasten und den Druck einer Speise.

Die geschmackliche Schärfe ist vom medizinischen Standpunkt aus betrachtet ein Schmerzempfinden, nicht eine Geschmacksrichtung wie süß, sauer, bitter und salzig. Die das Schärfegefühl erzeugenden Stoffe wirken auf die Wärmerezeptoren der Zunge, wodurch ein Hitze- bzw. Schmerzreiz ausgelöst wird. Deshalb wird die Schärfe eines Essens auch direkt durch die Temperatur der Speisen mitbestimmt. Scharf gewürzte Speisen schmecken umso schärfer, je heißer sie serviert werden. Das Essen scharfer Speisen beeinträchtigt das Geschmacksempfinden der Zunge nicht dauerhaft. Sobald die Schärfewirkung nachgelassen hat, ist die Zunge wieder in der Lage, ganz normal alle Geschmacksrichtungen wahrzunehmen.

Physiologie

Nahrung wird in der Mundhöhle zerkleinert, eingespeichelt, teilweise verdaut, portioniert und zur Speiseröhre transportiert.

Durch das Ausstoßen von Luft durch die Stimmritzen in der Luftröhre und durch das Formen der Lippen können Laute gebildet werden.

Durch die Nase und den Mund wird Luft in die Luftröhre und weiter in die Lunge transportiert und wieder ausgestoßen.

Stummheit

Das Unvermögen zu sprechen ist ein entweder körperlich oder geistig bedingter Zustand, in dem sich ein Mensch nicht mit Worten artikulieren kann.

Stummheit kann in mehrere Arten untergliedert werden:

- Angeborene Stummheit
- Erworbene Stummheit

Stummen Menschen steht ein großer Teil unserer Ausdrucksmöglichkeiten, die Sprache, nicht zur Verfügung. Sie müssen sich durch nonverbale Kommunikation (Mimik, Gestik, Zeichensprache) und eventuell mit elektrischen Hilfsmitteln wie Texteingabegeräten verständlich machen. Die Vielfalt einer verbalen Ausdrucksweise fehlt ihnen oder ist nur sehr zeitaufwendig über Hilfsgeräte möglich.

Mund
Ernährung: Geschmack, Verdauung; Atmung, Lautäußerung

Die Haut

Anatomie/Physiologie siehe Kapitel 1 Anatomie und Physiologie der Haut.

Das größte Sinnesorgan des Körpers ist die Haut. Die Rezeptoren sind unterschiedlich dicht verteilt, so dass die Haut an unterschiedlichen Stellen verschieden empfindlich ist.

Rezeptoren

- Druck
- Hitze
- Kälte
- Schmerz
- Berührung

12.3 Demenzielle Erkrankungen

Definition

Als Demenz wird ein chronisch fortschreitender Hirnabbau mit Verlust früherer Denkfähigkeiten bezeichnet, der mit Beeinträchtigungen des Gedächtnisses und anderer Funktionen des Gehirns einhergeht. Der Zerfall beginnt im Gehirn an Orten, die mit Gedächtnis und Informationsverarbeitung zu tun haben. Hier wird Erlerntes (alte Informationen) mit Sinneseindrücken (neuen Informationen) vernetzt.

Die Demenz ist keineswegs eine normale Alterserscheinung, die jeden mehr oder minder betrifft, sondern eine Erkrankung, die typischerweise im Alter auftritt.

Eine genetische Form der Demenz kann bereits zwischen dem 30. und 50. Lebensjahr auftreten.

12.3.1 Risikofaktoren

- Deutlich erhöhte Blutfette (Cholesterin)
- Rauchen
- Zuckerkrankheit (Diabetes)
- Bluthochdruck
- Fettleibigkeit (Adipositas)
- Bewegungsmangel

Warnzeichen

- Gehäuftes Vergessen von Namen oder Terminen mit zusätzlich auftretenden, unerklärlichen Verwirrtheitszuständen.
- Schwierigkeiten mit gewohnten Handlungen: Menschen mit Demenz vergessen eventuell nicht nur den Topf auf dem Herd, sondern auch, dass sie gekocht haben.
- Räumliche und zeitliche Orientierungsprobleme: Menschen stehen in der eigenen Straße vor der Haustür und wissen nicht, wo sie sind, wie sie dorthin gekommen sind und wann sie aus dem Haus gegangen sind.
- Eingeschränkte Urteilsfähigkeit: Die gewählte Kleidung kann z. B. völlig unangebracht sein: ein Bademantel beim Einkaufen oder ein offenes Hemd im Schnee.
- Sprachprobleme: Fehlen von einfachen Worten, diese werden durch unpassende Füllworte ersetzt. Sätze werden dadurch z. T. nur schwer verständlich.
- Probleme mit dem abstrakten Denken: Schwierigkeiten, Zahlen einzuordnen oder einfache Rechnungen durchführen.
- Verlegen von Gegenständen: Gegenstände werden an völlig unangebrachte Plätze gelegt, wie z. B. einen Fön in den Küchenschrank oder eine Uhr in den Kühlschrank. Diese Dinge werden später nicht mehr wiedergefunden.
- Stimmungs- und Verhaltensänderungen: unvorhersehbare Stimmungsschwankungen.
- Ausgeprägte Persönlichkeitsänderung, plötzlich oder über einen längeren Zeitraum hinweg (freundlich/aggressiv).

- Verlust der Eigeninitiative: Antriebsarmut und Interessenverlust bei der Arbeit und dem Hobby, ohne Freude an neuen Aufgaben zu finden.
- Bekannte Personen werden nicht erkannt.

12.3.2 Alzheimer

Die Alzheimer-Demenz wurde vom bayrischen Nervenarzt Alois Alzheimer 1907 erstmals als eigenständige Erkrankung beschrieben. Über einen Zeitraum von Jahren kommt es dabei zu einem Hirnabbau. Die Alzheimer-Demenz beginnt allmählich und verläuft schleichend, aber stetig fortschreitend und führt unbehandelt innerhalb von sechs bis fünfzehn Jahren nach den ersten Symptomen zum Tod.

Symptome

- Häufig kommt es im Verlauf der Erkrankung zur Urin- und Stuhlinkontinenz.
- Fähigkeiten wie Essen oder Laufen werden verlernt, bis hin zur Pflegebedürftigkeit.

12.3.3 Vaskuläre Demenz, Multiinfarktdemenz

Die vaskuläre Demenz ist eine Erkrankung im höheren Lebensalter. Gefäßerkrankungen der Arterien im Gehirn sind Ursachen der vaskulären Demenz. Durchblutungsstörungen und Verschlusserkrankungen der Gefäße sowie kleine und größere Infarkte können das Gehirn an verschiedenen Stellen geschädigt haben. Ursache ist z. B. die Arteriosklerose als krankhafte Veränderung der Arterien, die das Gehirn mit Blut, Nährstoffen und Sauerstoff versorgen.

Symptome

Sie beginnt – im Unterschied zur Alzheimer-Demenz – plötzlich und nimmt dann meist einen schubweisen Verlauf. Der Zustand der Betroffenen kann sich schrittweise verschlechtern, abwechselnd mit Stufen der Besserung bzw. Phasen, in denen sich die demenziellen Symptome nicht verstärken, der Zustand kann auch jahrelang stillstehen. Sehstörungen oder Lähmungen sind nicht immer zu finden. Rückbildungen gibt es jedoch nicht. Da sie eine Erkrankung im höheren Alter ist, ist sie meist selbst nicht lebensbegrenzend. Bei der vaskulären Demenz steht fast immer ein Parkinsonismus an erster Stelle der Symptome.

Folgende 10 Grundregeln haben sich in vielen Familien bewährt

- Informieren Sie sich gründlich über die Demenzkrankheit. Dieses Wissen gibt Ihnen Sicherheit und bewahrt Sie davor, Unmögliches von sich zu verlangen. Versuchen Sie nicht, den Betroffenen zu ändern bzw. ihn mit Argumenten zu überzeugen. Demenzerkrankte folgen einer anderen Logik als Nicht-Betroffene.
- Halten Sie die Eigenständigkeit des Betroffenen so weit wie möglich aufrecht. Sie ist entscheidend für sein Selbstwertgefühl. Allerdings gibt es Gefahrenquellen wie Gas- oder Elektrogeräte, Treppen oder glatte Badewannen, die gesichert werden sollten (Deutsche Alzheimer Gesellschaft 2012).
- Behalten Sie nach Möglichkeit die Gewohnheiten des Patienten bei. Die vertrauten Menschen und Dinge der Vergangenheit sind für ihn wichtig.
- Sorgen Sie für einen überschaubaren und gleichbleibenden Tagesablauf. Sicherheit und Orientierung geben Sie dem Betroffenen durch Hinweisschilder, farbige Kennzeichnungen, gut ablesbare Uhren, eine Tafel mit den wichtigsten Mitteilungen und eine ausreichende nächtliche Beleuchtung.
- Suchen und nutzen Sie die Persönlichkeitsbereiche und Fähigkeiten des Betroffenen, die von der Krankheit verschont geblieben sind.

- Verwenden Sie Blicke, Gesten und Berührungen, gemeinsames Singen oder Spazieren gehen als Mittel des Kontakts, besonders wenn die sprachliche Verständigung immer schwieriger wird. So werden Ihnen die meisten Demenzpatienten z. B. das Streicheln der Hände mit einem Lächeln danken.
- Lösen Sie Konflikte durch Ablenkung oder Zuwendung. Vermeiden Sie nutzlose Wortgefechte.
- Reagieren Sie gelassen auf Ängstlichkeit und Hinterherlaufen, aber auch auf Aggressivität. Diese Verhaltensweisen entspringen der Ratlosigkeit und Verunsicherung des Betroffenen. Sie sind keine bewusste Schikane und oft nur von kurzer Dauer.
- Vergessen Sie bei der berechtigten Sorge für den Betroffenen nicht sich selbst. Sie müssen mit Ihren Kräften haushalten. Sie handeln nicht selbstsüchtig, wenn Sie sich Erholungspausen verschaffen, in denen Sie Ihren eigenen Interessen nachgehen. Es ist auch kein Eingeständnis eigener Unzulänglichkeit, wenn Sie Hilfe von außen holen. Suchen Sie auch das Gespräch mit Menschen, die in derselben Lage sind wie Sie. Dieser Erfahrungsaustausch gibt Ihnen wertvolle Anregungen und stärkt ihre Zuversicht. (http://www.patientenleitlinien.de/Demenz/body_demenz.html#DemenzPatLL5; Zugriff am 12.08.2016)

12.4 Depression

Gedrückte und niedergeschlagene Stimmung sowie der Verlust von Freude, Lustempfinden, Interesse, Antrieb, Selbstwertgefühl, Leistungsfähigkeit und Einfühlungsvermögen sind Anzeichen einer Depression. Eine akute Depression verhindert oft, dass die Betroffenen ihre alltäglichen Aufgaben verrichten können. Alles erscheint ihnen hoffnungslos, einige verlieren ihren Willen zum Leben.

Anders als Traurigkeit und Lustlosigkeit, verschwindet eine Depression nicht nach einiger Zeit von alleine oder bessert sich durch Aufmunterung. Depressionen sind schwere und ernstzunehmende psychische Erkrankungen, die professionell behandelt werden sollten.

Rezidivierende depressive Störung

- Immer wiederkehrende depressive Episoden

Chronische Depression

- Andauernde Depressionen

Bipolare Störung

- Neben depressiven treten auch manische Phasen (extreme Euphorie, Selbstüberschätzung und übertriebener Aktionismus) auf.

Akute Verwirrtheit, Delirium

Vorübergehende Störung der Orientierung, was Zeit, Ort, Situation und Person betrifft.

Symptome

- Zeitlich wechselnde Verwirrtheit, häufig nachts
- Unruhe, Angst
- Fremdaggressivität

Ursachen

- Vergiftungsfolgen von Alkohol, Drogen, Medikamenten, Medikamentenentzug, Dehydratation
- Vitaminmangel (Thiamin, Vitamin B12)
- Unterzuckerung

- Erkrankungen des Gehirns
- Herzerkrankungen
- Chronische und akute Infektionen
- Fieber, Hyperthermie, Hitzeschlag, Verbrennungen
- Fehlen von Sinnesreizen oder Überstimulation
- Seh- und Hörstörungen
- Umgebungswechsel
- Angst, Schmerzen
- Bewegungsmangel
- Obstipation/Harnverhalt

12.5 Morbus Parkinson

Definition

Die Parkinson-Erkrankung (Morbus Parkinson) ist eine meist unmerklich und langsam fortschreitende Erkrankung des Gehirns, bei der es zu einem fortgeschrittenen Verlust von Zellen und einer eingeschränkten Produktion des Hormons Dopamin kommt. Durch diesen Mangel kommt es u. a. zu massiven Einschränkungen der Bewegung. Die Parkinson-Krankheit beginnt hauptsächlich zwischen dem 50. und 60. Lebensjahr und verläuft meist langsam fortschreitend. Parkinson betrifft auch junge Menschen, immerhin sind 10 % unter 40 Jahre alt.

Ursachen

- Medikamente
- Hirnhautentzündungen
- Arteriosklerose
- Hirntumoren
- Kopfverletzungen
- Tuberkulose
- Vergiftungen

Symptome

Die Krankheit beginnt häufig schleichend mit dem Zittern der Hand einer Körperseite, Missempfindungen in den Gliedern oder im Nacken, auch mit Müdigkeit und Depression. Verlauf und Schweregrad der Erkrankung variieren stark und bei kaum einem Pflegeempfänger werden alle beschriebenen Symptome beobachtet.

- Bewegungsarmut bzw. -verlangsamung
- Unwillkürliches Zittern der Hände im Ruhezustand (Ruhetremor), Schwierigkeiten beim Zähne putzen, Knöpfe schließen etc.
- Eine gesteigerte Grundspannung der Skelettmuskulatur mit charakteristischer Steifigkeit bzw. Starre bei passiven Bewegungen. Zahnradphänomen, ein ruckartiges Nachgeben eines passiv bewegten Gliedmaßes.
- Nachlassen der Muskelkraft
- Müdigkeit
- Gebeugte Haltung, Gehstörung mit der Tendenz, nach vorne zu fallen. Der Gang wird kleinschrittig, eine Drehung findet mit Zwischenschritten statt und der Stand ist oft unsicher
- Herabgesetzte mimische Bewegungen (Maskengesicht), eine leise, wenig betonende Sprache
- Phasenhaft niedergedrückte Stimmung, Angst und Unlust, Schlafstörungen, Störungen im Temperaturempfinden
- Schweißausbrüche
- Vermehrte Talgproduktion mit Bildung eines salbenartigen Gesichtsausdrucks
- Vermehrter Speichelfluss
- Geistige Verlangsamung, die Entwicklung einer Demenz oder Geistesschwäche kommt bei weniger als 30 % der Patienten vor. Mit zunehmendem Alter tritt sie häufiger auf. Bei einem Auftreten vor dem 40. Lebensjahr ist eine Demenz praktisch nie zu beobachten. Bei den Patienten mit Störungen der Denkleistung ist die Gefahr groß, dass sie durch Anti-Parkinson-Medikamente Halluzinationen und Verwirrtheit bekommen. Bei ausgeprägter Geistesschwäche muss nach anderen Ursachen gesucht werden.
- Schlafstörungen

- Schluckstörungen
- Schmerzen und Gefühlsstörungen
- Störungen der Magen-Darm-Regulation, Blasenfunktion, Sexualfunktion

Durch das Zittern, die Daueranspannung der Muskulatur und die Anstrengung, eine begonnene Bewegung zu Ende zu führen, verliert der Körper viel Energie. Im Zusammenhang mit Schluckstörungen kommt es oft zu einem Gewichtsverlust.

Therapie

Parkinson ist zwar nicht heilbar, aber mit modernen Medikamenten ist es möglich, den Verlauf deutlich zu verlangsamen und die Symptome der Parkinson-Krankheit abzuschwächen. Je früher eine Therapie einsetzen kann, umso länger kann der Patient trotz Parkinson ein fast normales Leben führen.

Pflegemaßnahmen

- Unterstützung bei den AEDLs, Ressourcen finden und wenn möglich erhalten
- Verlangsamung einplanen und akzeptieren
- Pflegeempfänger nicht drängen
- Angehörige in die Pflege miteinbeziehen
- Prophylaxen

12.6 Multiple Sklerose

Definition

Die Multiple Sklerose (MS) ist eine zum Teil vererbte, entzündliche Erkrankung des Gehirns und teilweise auch des Rückenmarks. Unsere Nervenfasern sind – ähnlich wie elektrische Kabel – von einer Isolierschicht umgeben. Bei MS entstehen in dieser Schutzschicht Entzündungsherde, die anschließend vernarben. Je nach Ort der Entzündung/Vernarbung treten unterschiedliche Symptome auf. Das Auftreten von einem oder mehreren Entzündungsherden mit entsprechenden körperlichen Störungen wird als Schub bezeichnet.

- Der Schub entwickelt sich meist innerhalb von Tagen und klingt nach einiger Zeit wieder ab.
- Kommt es zu keiner Vernarbung, gehen die Symptome zurück, sonst bleiben die Symptome bestehen.

Die Krankheit verläuft bei den einzelnen MS-Kranken sehr unterschiedlich, es ist praktisch unmöglich, Voraussagen zu treffen. Nach 10 Jahren geht der schubweise Verlauf bei ca. 60 % der Betroffenen in einen chronisch fortschreitenden Verlauf über.

MS führt nicht zwangsläufig zu schweren Behinderungen, 15 Jahre nach Erkrankungsbeginn sind (ohne Therapie) mindestens 50 % aller Patienten noch fähig zu gehen. Multiple Sklerose ist weder ansteckend noch tödlich. Weniger als 10 % der MS-Patienten sterben an den direkten Folgen der Erkrankung bzw. deren Komplikationen.

An MS erkranken Menschen im Alter von 20–40 Jahren, also in ihrer »Blütezeit«. Nach dem ersten Schub bleiben in der Regel keine Einschränkungen, der unvorhersehbare Verlauf führt jedoch zu Ängsten und Unsicherheit. Zu Beginn der Erkrankung wird oft jede körperliche Veränderung als Symptom der MS angesehen. Betroffene müssen erst lernen, mit ihrer Erkrankung umzugehen und sich den Veränderungen immer wieder neu anzupassen. Wichtig ist es, Ressourcen zu erkennen und zu nutzen.

Symptome

- Empfindungsstörungen (Taubheitsgefühl, Kribbeln, Missempfindungen)
- Sehstörungen (Doppelbilder, Nebel- oder Schleiersehen)
- Koordinationsstörungen
- Muskellähmungen, manchmal überhöhte Muskelanspannungen (Spastik)
- Schwindel mit Fallneigung, Drehgefühl oder Brechreiz
- Gehstörungen von leichten Beschwerden bis zur Steifigkeit
- Blasen- und Darmstörungen, übermäßiger Harndrang
- Potenzstörungen oder Gefühlsstörungen im Genitalbereich
- Rasche körperliche und geistige Ermüdbarkeit (Fatigue)
- Im Laufe der Krankheit kommt es zu Anzeichen einer Depression: gedrückte Stimmung, Gefühl der inneren Leere, Freud- und Antriebslosigkeit.

Typischerweise verschlimmern sich die Symptome, vor allem eine Muskelschwäche, durch Hitze, Fieber oder Anstrengung.

Therapie

MS ist nicht heilbar, aber durch die Gabe von Medikamenten können die Symptome der Multiplen Sklerose häufig gelindert werden und der Krankheitsverlauf günstig beeinflusst werden. Durch die Fortschritte der letzten zehn Jahre hat sich die Prognose für MS-Patienten deutlich verbessert. Experten raten zu regelmäßiger körperlicher Betätigung (Schwimmen, Gymnastik, Tretrad) – auch bei Patienten mit fortgeschrittener MS. Mit zunehmender Behinderung wird die emotionale Unterstützung durch Familie, Freunde und Pfleger immer wichtiger. Ziel ist es, dass der Pflegeempfänger so lange wie möglich normal leben kann.

Pflegemaßnahmen

- Regelmäßige Krankengymnastik
- Lagerung

- Dekubitus- Thrombose- und Kontrakturenprophylaxen
- Pneumonie- und Infektionsprophylaxen
- Blasen- und Darmtraining, ballaststoffreiche Ernährung
- Ressourcen fördern

13 Veränderungen im Alter

13.1 Hormone

Östrogenmangel

- Fehlende Hemmung des Knochenabbaus (Osteoporose)
- Fehlende stimulierende Wirkung auf das Immunsystem

Testosteronmangel

- Verminderung von Libido, Antrieb, Ausdauer, »Lebenslust«
- Abbau von Muskelmasse
- Abnehmende Knorpel- und Knochenneubildung
- Verminderte Vermehrung der roten Blutkörperchen
- Verminderte Unterstützung der Produktion von Knochenmark

Melatoninmangel

- Schlafstörungen
- Gedächtnisstörungen
- Insulinproduktion sinkt
- Blutzuckerspiegel steigt an

13.2 Organe

Funktionseinschränkung der Nieren

- Nachlassendes Durstgefühl
- Austrocknung
- Regulierung des Blutdrucks
- Störungen der geistigen Leistung

Veränderung des Gewichts

Bedarf an Kalorien sinkt (verringerter Grundumsatz).

Tab. B.13.1: Veränderungen der Haut

Veränderung	Ursache	Maßnahme
Verdünnung	Funktionsverlust von elastischen Fasern	Rückfettende Hautcreme, Dekubitusprophylaxe
Gelbe Farbe	Stützfasern ballen sich zusammen, brechen leicht, verdicken sich, die Elastizität lässt nach, fehlender Stoßschutz	Dekubitusprophylaxe
Faltig, Pflegeempfänger friert leicht	Das Unterhautfettgewebe nimmt ab	Ausreichend warme Kleidung, Dekubitusprophylaxe
Spannungsverlust	Die Schweiß- und Talgproduktion nimmt ab	Rückfettende Creme
Austrocknung	Wasserbindungsfähigkeit nimmt ab	Feuchtigkeitscreme, ausreichend trinken

Tab. B.13.1: Veränderungen der Haut – Fortsetzung

Veränderung	Ursache	Maßnahme
Sinnesorganfunktionsverlust	Nachlassen der Empfindung	Schutz vor Hitze/Kälte; erhöhte Dekubitusgefahr!
Altersflecken	unregelmäßige Melaninproduktion	Vor Sonne schützen

Veränderung der Muskulatur

Zwischen dem 20. und dem 70. Lebensjahr verliert der Mensch ohne sportliche Betätigung 20–40 % seiner Muskelkraft.

Veränderung des Darms

Ca. 15 % der über 65-jährigen Frauen und ca. 7 % der über 65-jährigen Männer sind inkontinent, ca. 25 % bei den über 80-Jährigen. Bei Pflegeheimbewohnern sind die Zahlen doppelt so hoch.

- Elastizität der Dickdarmwand lässt nach
- Verstopfung
- Ausstülpungen der Darmwand (Divertikel)

Veränderung des Hörens

- Zunehmender Wahrnehmungsverlust von hohen Frequenzen

Veränderung am Auge

- Alterskurzsichtigkeit
- Linsentrübung

Veränderungen bei der Nahrungsaufnahme

- Geruchs-/Geschmacksfähigkeit (v. a. salzig) nimmt ab
- Durstgefühl lässt nach
- Sättigungsgefühl nimmt zu
- Nebenwirkungen von Medikamenten (Schilddrüsenmedikamente, Antidepressiva, Antidiabetika, Antiepileptika u. a.) können den Appetit beeinflussen.

Veränderung des Schlafes

- Schlafdauer sinkt
- Einschlaf- und Durchschlafstörungen
- Vermehrte Tagschläfrigkeit

13.3 Regression

Pflegeempfänger mit Regression ziehen sich in Konfliktsituationen in kindliche Verhaltensweisen zurück, das eigenverantwortliche Handeln ist eingeschränkt. Die Betroffenen geben diese Verantwortungen an das Pflegepersonal ab.

Je stärker die Abhängigkeit, desto größer ist die Bereitschaft, mit Regression zu reagieren.

Literatur

Andreae S, Hayek D von, Weniger J (2006). Altenpflege professionell. Krankheitslehre. Stuttgart: Thieme.

Aulbert E (2001). Eröffnungsvortrag: Lebensqualität im Zeichen des nahe bevorstehenden Todes – ganzheitliche Betreuung von Tumorpatienten in fortgeschrittenen Stadien. In: Reiners H, Klaschik E, Rest F (Hrsg.): Leben bis zuletzt – Finalversorgung von Tumorkranken. Berlin, New York: De Gruyter.

Blunier E (2008). Pflegeassistenz. 2. Aufl. Bern: Hans Huber.

Bohnes H. et al. (2007). In guten Händen. Altenpflege. 2. Aufl. Berlin: Cornelsen.

Deutsche Alzheimer Gesellschaft (2012). Sicher und selbstbestimmt. Technische Hilfen für Menschen mit Demenz. Praxisreihe der Deutschen Alzheimer Gesellschaft Band 13. 1. Aufl. Berlin: Deutsche Alzheimer Gesellschaft

Gülsen E (2012). Der große Impfversuch von Konstantinopel/Istanbul. (http://www.istanbulpark.de/print.php?news.72; Zugriff am 18.01.2017).

Jecklin E (2008). Arbeitsbuch Anatomie und Physiologie. München: Urban & Fischer bei Elsevier.

Krohwinkel M (2007). Fördernde Prozesspflege. Bern: Hans Huber.

Oelke U (2011). In guten Händen. Pflegebasiswissen. Berlin: Cornelsen Verlag.

Paul-Ettlinger B (2004). Pflege heute. Lehrbuch für Pflegeberufe. 3. Aufl. München: Urban & Fischer bei Elsevier.

Pressemitteilung des Klinikums Bremen-Mitte (Hrsg.) (2008). Händedesinfektion. Von einer Millionen auf 10 Keime. (http://www.klinikum-bremen-mitte.de/internet/presse/de/Oktober_2008/Haendedesinfektion__Von_einer_Millionen_auf_10_Keime.jsp?siteName=kbm; Zugriff am 01.12.2008)

Seel M, Hurling E (2005). Die Pflege des Menschen im Alter. Hannover: Schlütersche Verlagsgesellschaft.

Vieten M (2007). Fallbuch Pflege. Krankheiten verstehen. 1. Aufl. Stuttgart: Thieme.

Vollmar HC, Koch MB et al. (2005). Patientenleitlinie Demenz. (http://patientenleitlinien.de/Demenz/body_demenz.html#demenzPatLL5; Zugriff am 12.08.2016).

Stichwortverzeichnis

A

B

C

D

E

F

G

H

I

K

L

M

N

O

P

R

S

T

U

V

W

Z